H. Mörl, P. Haders, J. von Fallois

# Koronare Herzkrankheit

## Diagnostik und Therapie in der Praxis



Walter de Gruyter
Berlin · New York 1998

*Prof. Dr. H. Mörl*
Diakonissenkrankenhaus Mannheim
Speyerer Str. 81–93
68163 Mannheim

*Dr. P. Haders*
Kopenhagener Str. 40
10437 Berlin

*Dr. J. von Fallois*
Villa Hugo
Hertelstr. 33
01307 Dresden

*Die Deutsche Bibliothek – CIP-Einheitsaufnahme*

**Mörl, Hubert:**
Koronare Herzkrankheit : Diagnostik und Therapie in der Praxis / H. Mörl ; P. Haders ; J. von Fallois. – Berlin : New York : de Gruyter, 1998
ISBN 3-11-016153-2


Konvertierung: Arthur Collignon GmbH, Berlin – Druck: Gerike GmbH, Berlin – Buchbinderische Verarbeitung: Reinhart & Wasser GmbH, Berlin – Umschlagentwurf: Rudolf Hübler, Berlin.
Printed in Germany.

# Vorwort

Die koronare Herzkrankheit ist auch heute noch – trotz aller bisher erfolgten enormen Fortschritte durch medikamentöse oder invasive Interventionen – die häufigste Erkrankung bzw. Todesursache beim männlichen Geschlecht in den zivilisierten Ländern. Ursächlich dafür ist in weit überwiegendem Ausmaß die Arteriosklerose als Grundkrankheit verantwortlich, die nach wie vor die Eigenschaft besitzt, sich im Frühstadium völlig unauffällig, heimtückisch und hinterhältig zu entwickeln. So ist zumeist bereits bei klinischer Manifestation durch entsprechende Symptome eine dann schon fortgeschrittene pathologisch-anatomisch schwere Gefäßeinengung vorhanden. Allerdings lassen sich durch Vorsorgeuntersuchungen mit bildgebenden Verfahren durchaus Frühformen erkennen, nicht nur bei sog. Hochrisikopatienten, sondern auch bei scheinbar nicht dafür Prädestinierten. So kann heute durchaus durch eine entsprechende primäre Prävention die Entwicklung der Arteriosklerose verhindert, zumindest aber verzögert werden.

Deshalb ist die frühzeitige Aufklärung, nicht nur des ärztlichen Nachwuchses, sondern auch der potentiellen Patienten eine vordringliche ärztliche Aufgabe, um dieser Geisel Nr. 1 der modernen Menschheit wirksam begegnen zu können. Neue Erkenntnisse der Entstehung wie auch des Verlaufes, insbesondere aber in der medikamentösen und interventionell-chirurgischen Therapie berechtigen somit immer wieder, dieses Thema vorzugsweise den praktisch tätigen Kollegen nahezubringen: Einmal in Kenntnis der häufig stummen Verlaufsformen der koronaren Herzkrankheit als auch der Möglichkeiten frühzeitiger Diagnostik, insbesondere aber, um immer wieder unsere therapeutischen Möglichkeiten zu überprüfen. Dazu ermuntert auch, daß unter konsequenter Behandlung und Ausschaltung der etablierten Risikofaktoren eine Regression bzw. Reversibilität arteriosklerotischer Veränderungen nachweisbar ist. So interessieren nicht nur neue chirurgische Einsatzmöglichkeiten, wie minimal thorakale Eingriffe, sondern für den Praktiker ist es besonders wichtig zu erfahren, wenn neue wirkungsvolle Medikamente entwickelt wurden, wie dies beispielsweise jetzt durch die Einführung eines T-Kanal-blockierenden Calciumantagonisten der Fall ist, der gegenüber den herkömmlichen wesentliche Vorteile bietet. Das betrifft aber auch die Tatsache, daß weniger die Antikoagulation, sondern mehr die Hemmung der Thrombozytenaggregation gegen die Entstehung von Koronarthromben zum Einsatz kommt. Auch die Erkenntnis, daß nicht nur die Vier- oder

Sechsstundengrenze für eine thrombolytische Behandlung infrage kommt, sondern durchaus auch eine sog. Spätlyse, mindestens bis zwölf Stunden nach dem Infarktereignis, ist von klinischer Bedeutung.

So ist es mir eine besondere Freude, daß Herr Priv.-Doz. Dr. Radke vom Walter de Gruyter Verlag in Berlin mich angesprochen hat, eine kurze Abhandlung über die koronare Herzkrankheit mit herauszugeben, da mich diese Thematik in besonderem Maße schon seit nahezu 40 Jahren beschäftigt und weiterhin fasziniert. Somit wünsche ich diesem kurzen und bündigen Abriß eine weite Verbreitung gerade bei den praktisch tätigen Ärzten, zum Wohle der uns anvertrauten Menschen und den schon von dieser Krankheit Betroffenen mit dem Ziel, über die Lebensverlängerung hinaus ein beschwerdefreies und lebenswertes Dasein zu bewirken.

Mannheim, im Dezember 1997 *H. Mörl*

# Inhalt


| | | |
|---|---|---|
| 1. | Grundlagen der koronaren Herzkrankheit (KHK) | 1 |
| 1.1 | Koronararterien | 1 |
| 1.2 | Pathomorphologie, Pathogenese und Pathophysiologie der Arteriosklerose | 4 |
| 1.2.1 | Pathomorphologie, Pathogenese | 4 |
| 1.2.1.1 | Response-to-Injury-Hypothese | 6 |
| 1.2.1.2 | Clamydien- und weitere Hypothesen | 7 |
| 1.2.2 | Pathophysiologie | 9 |
| 2 | Epidemiologie, Arztpraxis und KHK-Patient | 12 |
| 2.1 | Epidemiologie | 12 |
| 2.2 | Landschaft zwischen Allgemeinarztpraxis und KHK-Patient | 12 |
| 3 | Diagnostik der KHK | 14 |
| 3.1 | Risikofaktoren | 14 |
| 3.1.1 | Dyslipidämie, Hyperlipoproteinämie | 14 |
| 3.1.2 | Zigarettenrauchen, arterielle Hypertonie | 15 |
| 3.1.3 | Übergewicht | 16 |
| 3.2 | Anamnese, körperliche Untersuchung | 18 |
| 3.3 | Symptomatik | 19 |
| 3.3.1 | Angina pectoris: Leitsymptom, Lokalisation | 19 |
| 3.3.2 | Einteilung der Angina pectoris | 21 |
| 3.4 | Labor | 24 |
| 3.5 | Apparative Untersuchungen | 25 |
| 3.5.1 | EKG | 25 |
| 3.5.1.1 | Belastungs-EKG | 25 |
| 3.5.1.2 | 24-Stunden-EKG | 30 |
| 3.5.2 | Echokardiographie | 31 |
| 3.5.3 | Radiologische und nuklearmedizinische Diagnostik | 35 |
| 3.5.4 | Invasive Diagnostik: Herzkatheter | 37 |
| 3.5.4.1 | Koronarangiographie | 39 |
| 3.5.4.2 | Weitere Katheteruntersuchungen | 40 |
| 3.5.5 | Magnetresonanzangiographie | 42 |
| 3.6 | Differentialdiagnosen | 42 |

4 Therapie der KHK . . . 45
4.1 Konservative Therapie . . . 45
4.1.1 Allgemeinmaßnahmen . . . 45
4.1.2 Ernährung . . . 46
4.1.2.1 Gewichtsnormalisierung . . . 46
4.1.2.2 Energiereduzierende lipidsenkende Basiskost, Vitamine, Kaffee, Alkohol . . . 47
4.1.3 Medikamente . . . 50
4.1.3.1 Akuter Angina-pectoris-Anfall . . . 50
4.1.3.2 Stabile Angina pectoris, stumme Myokardischämie . . . 51
4.1.3.3 Instabile Angina pectoris . . . 59
4.1.3.4 Thrombozytenaggregationshemmer . . . 60
4.1.3.5 Lipidsenkung . . . 61
4.2 Interventionelle Therapie . . . 63
4.2.1 Perkutane transluminale Koronarangioplastie (PTCA) . . . 63
4.2.2 Weitere Interventionen . . . 64
4.3 Operative Therapie . . . 66
4.3.1 Aortokoronarer Bypass . . . 66
4.3.2 Weitere Operationen . . . 69

5 Folgeerkrankungen der KHK . . . 72
5.1 Myokardinfarkt (MI) . . . 72
5.1.1 Pathogenese, Pathophysiologie, Einteilung . . . 72
5.1.2 Diagnostik . . . 73
5.1.2.1 Klinik . . . 74
5.1.2.2 Körperlicher Befund . . . 74
5.1.2.3 Elektrokardiographie . . . 75
5.1.2.4 Labor . . . 78
5.1.2.5 Apparative Diagnostik . . . 80
5.1.2.6 Vitalitätsdiagnostik des Myokards . . . 81
5.1.3 Komplikationen, Folgeerkrankungen und Differentialdiagnosen 81
5.1.4 Therapie des akuten MI . . . 83
5.1.4.1 Prähospitalphase . . . 83
5.1.4.2 Intensivmedizinische Maßnahmen . . . 84
5.1.4.3 Infarktzonenbegrenzung, Reperfusionsstrategien . . . 85
5.1.4.4 Anschlußheilbehandlung, Rehabilitation . . . 88
5.1.5 Rezidivprophylaxe des MI . . . 89
5.1.5.1 Medikamentöse Prophylaxe . . . 89
5.1.5.2 Risikostratifikation . . . 92
5.1.5.3 Koronarsportgruppen . . . 92
5.2 Weitere Folgeerkrankungen . . . 94

Sachregister . . . 97

# 1 Grundlagen der koronaren Herzkrankheit (KHK)

**Definition:** Die *k*oronare *H*erz*k*rankheit (KHK) ist die Manifestation einer Arteriosklerose an den Koronararterien mit Verhärtung, Verdickung, Elastizitätsverlust, Lumeneinengung. Sie geht mit einer Mangeldurchblutung einher, die als Koronarinsuffizienz bezeichnet wird und sich in der Diskepranz von Sauerstoffangebot und -bedarf (rsp. energieliefernde Substanzen) äußert.

*Synonyme*: stenosierende Koronarsklerose, degenerative Koronarerkrankung, ischämische Herzerkrankung. *Englische Übersetzung:* coronary heart disease, coronary artery disease, ischaemic heart disease.

**Prädilektionsstellen der Koronarsklerose** (Abb. 1–1): Bevorzugte Lokalisation ist der Anfangsteil der 3 großen Herzkranzgefäße, ca. 2–5 cm von den Koronarostien der Aorta entfernt. Am häufigsten sind die RIVA, RCA, seltener RCX betroffen (s. Abb. 1–2). Insbesondere bei der rechten Koronararterie (RCA) kann zudem ein Häufigkeitsgipfel in der Peripherie beobachtet werden.

*Sonstige Prädilektionsstellen:* Bifurkationen und Abgänge von Seitenästen. Ein Zusammenhang von Prädilektionsstellen und Risikofaktoren besteht nicht.

Meist befällt die Arteriosklerose mehrere Hauptäste gleichzeitig, Eingefäßerkrankungen sind – insbesondere im höheren Alter – selten. Ebenso eine Ausnahme stellen arteriosklerosebedingte Stenosen der Koronarostien dar.

## 1.1 Koronararterien

**Topographie** (Abb. 1–2): Die Herzkranzgefäße (Koronarien) entspringen über 2 Hauptstämme direkt aus der Aorta unmittelbar über den Taschen der Aortenklappe. Der Hauptstamm der linken Koronararterie (LCA) teilt sich bald (nach ca. 1 cm) in den Ramus interventricularis anterior (RIVA), der im Sulcus interventricularis anterior eingebettet bis zur Herzspitze zieht, und den Ramus circumflexus (RCX), der über die linke Herzhälfte verläuft und schließlich zur Zwerchfellfläche des Herzens gelangt. Ebenfalls zur Zwerchfellfläche, aber rechtsseitig, führt die rechte Koronararterie (RCA).

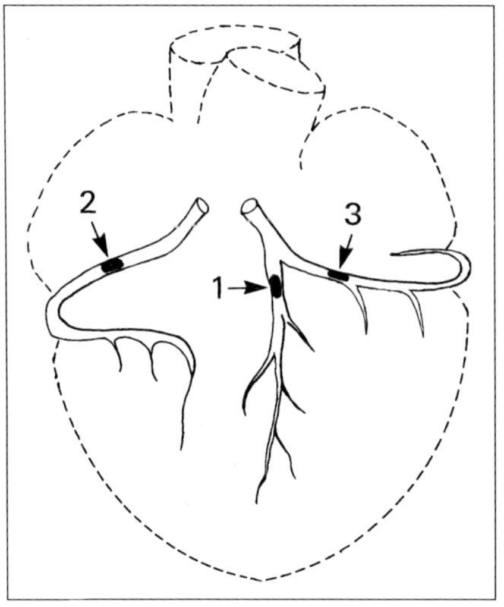


**Abb. 1-1:** Prädilektionsstellen der Koronararteriensklerose und -thrombose in den Herzkranzarterien. 1 R. interventricularis anterior (RIVA), 2 A. coronaria dextra, 3 R. circumflexus der A. coronaria sinistra. Häufigkeitsverteilung: 1 > 2 > 3 (s. Abb. 1-2)

*Varianten:* Der weitere Verlauf der Herzkranzarterien zeichnet sich durch ein individuell sehr unterschiedliches Verteilungsmuster aus. Es gibt wohl kaum 2 Herzen, deren Koronarien in Verzweigungsmuster und Gesamtlänge der Blutgefäße völlig übereinstimmen. Allen gemeinsam ist jedoch, daß sich die Hauptäste in immer feineren Verästelungen verzweigen und, von der äußeren Oberfläche kommend, das gesamte Myokard bis an die inneren, endokardialen Strukturen durchziehen. Kranzartig umhüllt schließlich ein filigranes Adergeflecht den gesamten Herzmuskel und gewährleistet somit seine Blutversorgung.

*Rami septales*, die sowohl von der linken, als auch von der rechten Koronararterie abzweigen, versorgen die Scheidewand des Herzens (Septum interventriculare). Die Papillarmuskeln werden ebenfalls aus mehreren Quellen gespeist. Zwischen verschiedenen Ästen der Herzkranzgefäße sind Kollateralen angelegt, die sich bei schwerer Ischämie erweitern und damit einen Beitrag leisten können, um akute Versorgungsengpässe zu überbrücken.

**Versorgungstypen** definieren sich nach der Vaskularisation der linksventrikulären Hinterwand:

- *Ausgeglichener Versorgungstyp:* RCX und RCA gemeinsam
- *Linsversorgungstyp* (10%): überwiegend RCX
- *Rechtsversorgungstyp* (10%): überwiegend RCA.

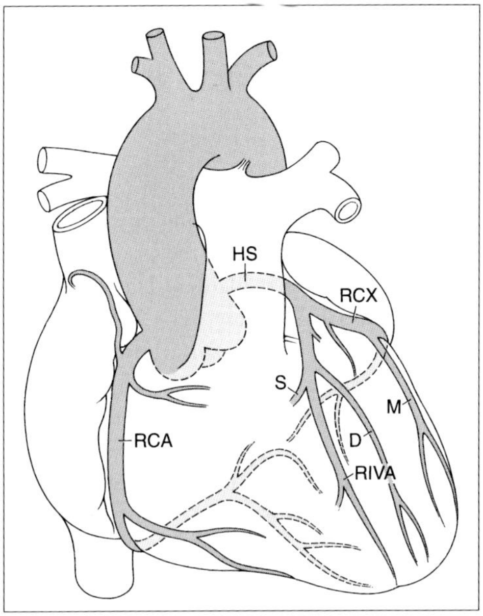


**Abb. 1-2:** Topographie der Herzkranzgefäße. HS linker Hauptstamm, RCX R. circumflexus, S septaler Ast, D diagonaler Ast, M marginaler Ast, RIVA R. interventricularis anterior, RCA rechte Koronararterie (s. Abb. 1-1)

*Beispiel:* Den Versorgungstypen kommt praktische Bedeutung zu. So kann ein nicht sofort wirksam behandelter Hauptstammverschluß der linken Koronararterie z. B. bei einem *Linksversorgungstyp* zu einer tödlichen Infarzierung der gesamten linken Kammerwand führen, während beim Rechtsversorgungstyp die Kontraktionsfähigkeit der linksventrikulären Hinterwand durchaus erhalten bleiben kann.

**Durchblutung**: Die myokardiale Blutversorgung beträgt 5–10% des Schlagvolumens, also ca. 300–400 ml/min. Diese Ruhedurchblutung kann bei Belastung durchaus um den Faktor 4–5 gesteigert werden (*Koronarreserve*). Da die Sauerstoffausnutzung selbst im Ruhezustand schon ca. 75% beträgt und damit nur noch wenig gesteigert werden kann, findet unter Belastung eine weitere Sauerstoffversorgung vorwiegend über eine vermehrte Koronarperfusion statt.

**Kollateralen, Anastomosen:** Bereits im gesunden Herzen sind Kollateralen (= Verbindung zwischen 2 Ästen derselben Arterie) und Anastomosen (= Verbindung zwischen 2 Arterien) vorgebildet. Sie sind jedoch englumig und reichen nicht für den Aufbau eines funktionell wirksamen Kollateralkreislaufs aus, der definitionsgemäß erst dann vorliegt, wenn ein plötzlicher Gefäßverschluß ohne Folgen vertragen wird. Die Koronararterien sind also *funktionelle Endarterien.*

## 1.2 Pathomorphologie, Pathogenese und Pathophysiologie der Arteriosklerose

### 1.2.1 Pathomorphologie, Pathogenese

**Aufbau und Funktion von Arterien**: Die Arterienwand vom *muskulären Typ*, zu dem die Koronararterien gehören, besteht aus 3 Schichten, die jeweils durch eine *Membrana elastica interna* sive *externa* voneinander abgegrenzt werden: Die *Tunica intima* besitzt neben den Endothelzellen als innerste Gefäßauskleidung feine kollagene und elastische Fasern. Die *Tunica media* besteht aus einer Lage dichter spiralförming verlaufender glatter Muskelzellen mit nur wenig dazwischen liegendem Bindegewebe. Durch die spiralförmig angeordneten Muskelzellen ist eine aktive Kontraktion und passive Dehnbarkeit der Arterien möglich. Die *Tunica externa* oder *Adventitia* besteht aus zahlreichen kollagenen und elastischen Fasern, die die Arterien schließlich im umgebenden Bindegewebe verankern. Sie wird von eigenen Blutgefäßen (*Vasa vasorum*) versorgt. Im Gegensatz zu den Venen besitzen die Arterien keine Gefäßklappen.

Die Arteriosklerose (auch als Atherosklerose oder umgangssprachlich als Arterienverkalkung bezeichnet) ist die mit Abstand häufigste und bedeutendste Arterienerkrankung.

Arterien erreichen in ihrem weit verzweigten Netz jede Körperregion, dementsprechend vielgestaltig ist das Spektrum der durch die Arteriosklerose ausgelösten Erkrankungen. Systemisch führt sie zur arteriellen Hypertonie, am einzelnen Organ zu fortschreitender Degeneration (z. B. zerebrovaskuläre Insuffizienz oder Claudicatio intermittens). Am Herzen legt die Arteriosklerose den Grundstein für die KHK.

**WHO-Definition der Arteriosklerose** (1958; rein deskriptiv): variable Kombination von Veränderungen der Intima der Arterien, bestehend aus einer herdförmigen Ansammlung von Fettsubstanzen, komplexen Kohlenhydraten, Blut und -bestandteilen, Bindegewebe und Calciumablagerungen, verbunden mit Veränderungen der Media (Abb. 1–3).

Rudolf Virchow postulierte 1856 in seiner legendären Trias, daß die Entstehung eines arteriellen oder venösen Thrombus unter anderem an eine Schädigung der inneren Gefäßwand gekoppelt sei. Diese Vorstellung scheint auch für die Arteriosklerose von Bedeutung zu sein. In den 70er Jahren verdichtete sich diese Grundannahme zu einem Erklärungsansatz für die Pathogenese der Arteriosklerose, der als „*Response-to-Injury-Hypothese*“ bekannt geworden ist.

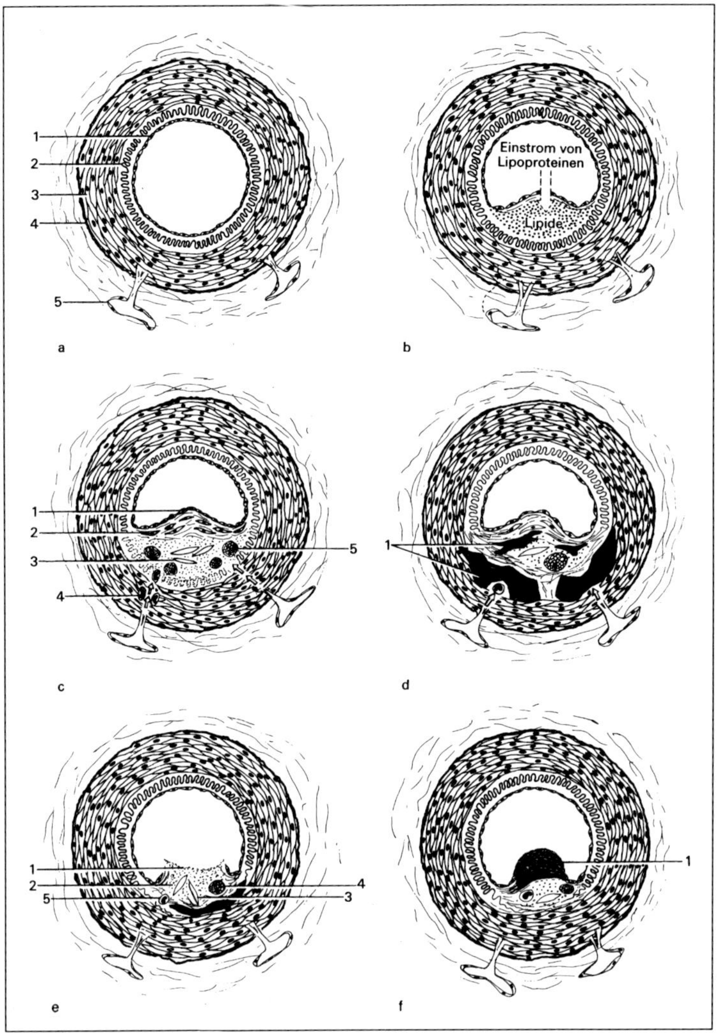


**Abb. 1-3:** Pathogenese der Arteriosklerose: **a** Normale Arterie vom muskulären Typ; 1 Endothel, 2 Membrana elastica interna, 3 Tunica media (glatte Muskulatur), 4 Membrana elastica externa, 5 Adventitia mit Vasa vasorum; **b** Lipidbeet in der Arterienintima; verstärkte Neusynthese und verminderter Lipidabbau; verminderte Schaumzellemigration aus der Intima; **c** Stenosierendes Atherom; 1 Endothel, 2 fribröse Deckplatte, 3 Beetzentrum mit extrazellulären Lipiden und Cholesterinkristallen, 4 Monozyten, 5 Schaumzellen; **d** Verkalktes Atherom; 1 unterschiedlich große Kalkeinlagerungen; **e** Ulzeriertes Atherom; 1 Ulkus mit Endotheldestruktion, 2 Lipide, 3 Cholesterinkristalle, 4 Schaumzelle, 5 Monozyt; **f** Atherom mit Parietalthrombose; 1 frischer Abscheidungsthrombus über dem Ulkus

### 1.2.1.1 Response-to-Injury-Hypothese

Voraussetzung ist eine Schädigung des Gefäßendothels. Dabei heißt Schädigung nicht ausschließlich, daß ein morphologischer Endotheldefekt entstanden sein muß und subendotheliale Strukturen freiliegen. Auch die veränderte Funktion der Endothelzellen kommt in vielen Fällen einer Schädigung gleich. Ausgelöst wird die Endothelschädigung durch mechanische oder toxische Stimuli.

**Endothelzellen** weisen ein breit gefächertes Spektrum von Eigenschaften und Fähigkeiten auf, die die Produktion von direkt oder indirekt vasoaktiven Substanzen genauso betreffen wie z. B. die Funktion des Gerinnungssystems, die Beeinflussung von Wachstumsfaktoren oder die Modellierung der Interzellularmatrix. Im Zusammenhang mit der KHK sind die wichtigsten Endothelzellprodukte das Stickoxid (NO), Prostazyklin ($PGI_2$) und der Gewebeplasminogenaktivator (t-PA):

- **NO:** auch als „Endothelium-derived relaxing factor" (EDRF) bezeichnet; besitzt vasodilatierende Wirkung und hemmt sämtliche Thrombozytenfunktionen
- **$PGI_2$:** reguliert den Gefäßtonus und hemmt die Funktion und Interaktion von Thrombozyten
- **t-PA:** bewirkt die Umwandlung von Plasminogen in fibrinolytisch wirksames Plasmin

Die **Response-to-Injury-Hypothese** besagt im Kern, daß die initiale Endothelschädigung den Ausgangspunkt für eine Vielzahl von aufeinanderfolgenden Reaktionen darstellt, an deren Ende – gewissermaßen als Antwort – die arteriosklerotisch umgewandelte Gefäßwand steht. Dabei handelt es sich nicht um einen einfachen Auslöser-Antwort-Mechanismus, sondern um ein komplexes Zusammenspiel zellulärer und humoraler Interaktionen, die sich in feiner Abstimmung gegenseitig beeinflussen. *Stadien*:

I. **Fatty streak** (= streifenartige Fetteinlagerungen): Kommt es zur Verletzung der Gefäßintegrität, so liegen subendotheliale Strukturen frei, die nun offen dem Blutstrom exponiert sind. Im Blut enthaltene Lipide (v. a. cholesterinhaltige Lipoproteine) lagern sich in umschriebenen Bezirken in die Gefäßwand ein. Monozyten phagozytieren das eingeschwemmte Fett und entwickeln sich teilweise zu sog. Schaumzellen (engl. „foam cells")

II. **Intermediate lesion** (= Leukozytenadhäsion): In den subendothelialen Cholesterinablagerungen kommt es zur Adhäsion von Leukozyten (v. a. Monozyten und T-Zellen) an die gestörten Endothelzellen. Dieser Vorgang wird durch die verstärkte Exprimierung sog. Adhäsionsmoleküle auf den Endotheloberflächen vermittelt. Später wandern die angelagerten Leukozyten in den subendothelialen Raum ein, infiltrieren ihn und sind bald mehrschichtig angeordnet. Vereinzelt sind jetzt auch proliferierte glatte Muskelzellen in der Intima anzutreffen. Das fortgeschrittene Stadium mit ihren *intermediate lesions* ist erreicht.

III. **Fibrous Plaque** (= Muskelzellproliferation): Kann eine Beseitigung der schädigenden Stimuli nicht erfolgen (z. B durch erneutes Einlagern von Fetten) so kommt es in der

Folge – *chronische Entzündungsreaktion* – zur Einwanderung und Proliferation von glatten Muskelzellen aus der Media in die Intima. Ein *fibrous plaque* entsteht. *Fibröse Plaques* bestehen aus einer bindegewebigen Kapsel mit einem Kern aus Lipiden und nekrotischem Material. Sie wachsen durch weitere Einlagerung von Cholesterin, aus Monozyten hervorgegangenen Makrophagen, proliferierenden glatten Muskelzellen und aktivierten T-Lymphozyten. Die glatten Muskelzellen überwiegen jetzt die Zahl der Leukozyten deutlich und wandeln sich aus ihrem kontraktilen in einen produktiven Status mit verstärkter Bildung von Bindegewebematrix, Kollagenfibrillen und Proteoglykanen um. Kommt es initial zu einer Ausweitung der Gefäßlichtung in Richtung Adventitia, so schieben sich die arteriosklerotischen Plaques schließlich in das Lumen vor. Dadurch kommt es zu Stenosen, die einerseits den distalen Blutstrom reduzieren und zudem durch immer kräftigere hämodynamische Turbulenzen weitere Endothelschädigungen hervorrufen.

**Oxidierte LDL** als pathogenetischer Faktor Endothelschädigung (ox-LDL; LDL = „Low density Lipoprotein"): OX-LDL konnten in hoher Konzentration in arteriosklerotischen Läsionen nachgewiesen werden. Eine Oxidation der LDL kann durch Endothelzellen, Makrophagen und glatte Muskelzellen erfolgen. Diese Zellarten können freie Radikale generieren, die im Lipoprotein den Gehalt an oxidierten Fettsäuren zu verändern vermögen. Die entstandenen ox-LDL ihrerseits können endotheliale Funktionen modulieren. So führen sie unter anderem zu einer vermehrten Sekretion endothelialer Wachstumsfaktoren (z. B. PDGF = „platelet-derived growth factor", wirkt mitogen auf glatte Muskelzellen) sowie zur verminderten Freisetzung von t-PA („tissue-plasminogen activator", aktiviert Plasminogen zu Plasmin). Zusätzlich wurde gezeigt, daß sich an mit ox-LDL inkubierten Endothelzellen vermehrt Leukozyten (v. a. Monozyten) anlagern. Die in den subendothelialen Raum eingewanderten Monozyten überladen sich durch ihre rezeptorgebundene Affinität mit ox-LDL und wandeln sich schließlich zu Schaumzellen um. Die Schaumzellen wiederum setzen Zytokine und Wachstumsfaktoren frei, die erneut negativ auf die Endothelfunktion einwirken: ein circulus vitiosus ist entstanden.

**Thrombozyten**: Von intimalen Läsionen und freigesetzten Mediatoren aus funktionsgestörten Endothelzellen angelockt, kommt es zur Thrombozytenaggregation im geschädigten Intimabereich. Die aggregierten Thrombozyten setzen bei ihrem Zerfall u. a. Wachstumsfaktoren (z. B. PDGF) frei, die eine Proliferation glatter Muskelzellen bewirken können. Außerdem bauen sie aus verletzten Zellmembranen freigesetzte Arachidonsäure zu Thromboxan $A_2$ ($TXA_2$) um, das vasokonstriktorisch wirkt und die Aggregationsneigung der Thrombozyten verstärkt. So kommt es, daß arteriosklerotischen Plaques häufig Thromben aufgelagert sind, die einerseits die Progression der Lumeneinengung beschleunigen, sich aber auch ablösen und distale Embolien verursachen können.

### 1.2.1.2 Clamydien- und weitere Hypothesen

**Chlamydia pneumoniae:** Zunehmend dichter werden die Indizien, daß eine Infektion der Gefäßwand, vorzugsweise mit dem Erreger *Chl. pneumoniae*, eine bedeutsame Rolle bei der Entstehung der Arteriosklerose haben könnte. Chlamydia pneumoniae ist ein obligat intrazellulär lebender Erreger, der z. T. epidemisch auftretende Atemweginfektionen hervorruft und wahrscheinlich mit einer hohen Durchseuchung (50–80% der Bevölkerung) anzutreffen ist. Entzündliche Phänomene werden schon seit langem als Trigger für die akuten thrombotischen Erkrankungen angenommen. Gestützt wird diese Vermutung durch die Beobachtung, daß Patienten mit deutlich erhöhten CRP-Spiegeln offensichtlich häufiger einen akuten Myokardinfarkt erleiden als solche mit normaler CRP-Konzentration. Die Vermutung der pathogenetischen Rolle bei der Arteriosklerose entspringt der Beobachtung, daß Patienten mit erhöhten IgG – und IgA-Antikörpertitern gegen Chlamydia pneumoniae ein erhöhtes Infarktrisiko gegenüber der Normalbevölkerung aufzuweisen scheinen. In arteriosklerotischen veränderten Koronargefäßen und Aorten gelang zudem der direkter Erregernachweis, während in nicht-arteriosklerotisch veränderten Gefäßabschnitten keine Chlamydien entdeckt wurden. In glatten Muskelzellen der Gefäße und in Schaumzellen konnten elektronenmikroskopisch Elementarkörperchen der Chlamydien identifiziert werden. Ergebnisse der Polymerasekettenreaktion liefern Hinweise, daß in zirkulierenden Monozyten Bruchstücke der Chlamydia pneumoniae-DNA eingebaut sind.

Der ursächliche Zusammenhang zwischen Chlamydia-pneumoniae-Infektion und Arteriosklerose ist bislang nicht gesichert. Immerhin ist es möglich, daß die Präsenz von Chlamydia pneumoniae lediglich ein Begleitphänomen der Arteriosklerose ohne Kausalbezug und Krankheitswert darstellt. Einer Eradikation des Erreger mittels Antibiotika fehlt daher zum jetzigen Zeitpunkt die Grundlage. Vorläufige Studienergebnisse lassen dennoch günstige Effekte einer sekundären Intervention durch eine Behandlung mit Makroliden bei Patienten mit Myokardinfarkt oder instabiler Angina pectoris erkennen.

**Virale Genese:** In arteriosklerotischen Plaques wurde genetisches Material von Viren entdeckt. Insbesondere das Zytomegalie-Virus und andere Vertreter aus der Gruppe der Herpesviren wird mit dieser Vermutung in Zusammenhang gebracht. Der Beleg einer Kausalität steht allerdings ebenso wie bei Chlamydia pneumoniae aus.

**Klonale Genese:** Ebenfalls diskutiert wird eine klonale Genese der Arteriosklerose auf der Grundlage einer Proliferation eines bestimmten Stamms von glatten Muskelzellen und Monozyten, möglicherweise unter Einwirkung autoimmunologischer Mechanismen.

Weitere Theorien s. Möhr, H.: Zur Pathogenese, Klinik und Therapie arterieller Verschlußkrankheiten. Leopoldina (R. 3) 40 (1995) 209–227.

Die **Pathogenese der Koronarsklerose** (s. Abb. 1–3) entspricht derjenigen der allgemeinen Arteriosklerose, auch wenn die Arteriosklerose in den Herzkranzgefäßen oft wesentlich stärker ausgeprägt: Sie spielt sich im wesentlichen im Bereich der Tunica intima ab.

Da Endotheldefekte in experimentellen Arrangements nicht zwingend zur Erzeugung einer Koronarsklerose erforderlich sind, wird heute vermutet, daß schon die endotheliale Dysfunktion mit erhöhter Permeabilität und Freisetzung biologisch aktiver Substanzen aus den Endothelzellen als Initialzündung für die Arteriosklerose ausreichen kann.

Arteriosklerotische Plaques zeigen eine schubweise Apposition (s. Abb. 1–3). Halbmondförmige Schichten mit unterschiedlicher Faserdicke sind der Intima aufgelagert und lassen ein schubweises Wachstum des atheromatösen Beetes vermuten. Das Atherom besteht aus Schaumzellen, mäßiger Leukozyteninfiltration, Bindegewebefasern, glatten Muskelzellen und weichen nekrotischen Anteilen, die insbesondere in größeren Plaques häufig anzutreffen sind. Umgeben wird das Atherom von einer bindegewebigen Deckplatte, die eine feste Konsistenz aufweist. Vor allem bei älteren Plaques finden sich zudem degenerative Gewebeabschnitte mit umfangreichen Kalkeinlagerungen, teilweise sogar Verknöcherungen, die u. a. zu für die allmähliche Erstarrung der Gefäßwand verantwortlich sind.

### 1.2.2 Pathophysiologie

**Koronarreseve:** Die Koronardurchblutung kann um das 4–6fache des Ruhewertes gesteigert (= Koronarreserve) und der $O_2$- und Nährstoffbedarf bei körperlicher Belastung gedeckt werden. Die KHK schränkt diese Fähigkeit ein, die Koronarreserve nimmt ab. Kommt es bei eingeschränkter Koronarreserve zu erhöhtem Sauerstoffbedarf, so kann eine *akute Koronarinsuffizienz* resultieren

Die **Koronarinsuffizienz** bezeichnet einen Zustand unzureichender Myokarddurchblutung aufgrund eines Mißverhältnisses zwischen Sauerstoffbedarf und -angebot.

In etwa 90% liegt der Sauerstoffmangelversorgung eine *stenosierende* bzw. im Extremfall eine *okkludierende Arteriosklerose* der epikardialen Herzkranzgefäße zugrunde, in ca. 10% handelt es sich *um hämodynamisch* wirksame Einengungen der Strombahn (z. B. Gefäßspasmen) oder andere Ursachen, z. B. hämorheologische Veränderungen. Je nach Ausprägungsgrad der Arteriosklerose und daraus resultierender Stenosen kommt es den klinischen Bildern von Angina pectoris (Kap. 3.3.1), Myokardinfarkt (Kap. 5.1.2.1) oder weiteren Folgeerkrankungen der KHK (s. Kap. 5.2).

**Ischämiekaskade** (Abb. 1–4): Wird der koronare Blutfluß akut eingeschränkt, so läuft diese Ischämiekaskade ab (in zeitlicher Reihenfolge):

- Aktivierung des anaeroben Stoffwechsels zur Energiegewinnung
- Umverteilung des Blutes innerhalb des Koronarsystems über Öffnung vorhandener Kollateralen und Anastomosen

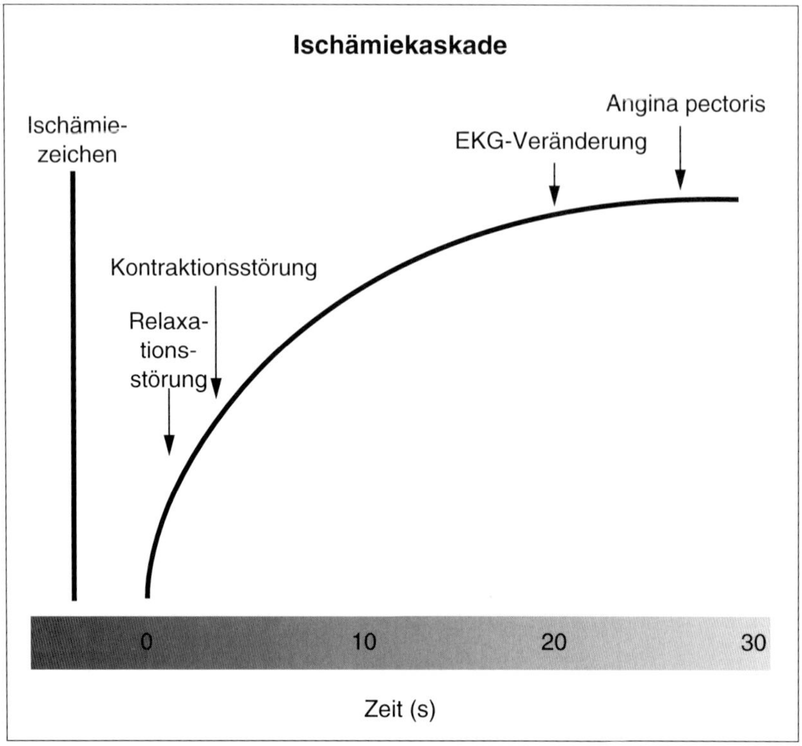


**Abb. 1-4:** Ischämiekaskade: In der chronologischen Abfolge eines Ischämiereizes kommt es zunächst zur Relaxations- und Kontraktionsstörung, die echokardiographisch nachweisbar sind. Erst später entsteht die Erregungsrückbildungsstörung im EKG, wie sie im konventionellen Belastungs-EKG auftritt, und die Angina-pectoris-Symptomatik, wie sie der Patient aus dem Alltag schildert

- Kontraktions- und Relaxationsstörung des betroffenen Myokardwandabschnitts (nachweisbar als Hypo- bzw. Akinesie in der Streßechokardiographie Kap. 3.5.2.1)
- Veränderungen des linksventrikulären Füllungsdrucks (ausschließlich mit invasiven Techniken erfaßbar)
- ST-Streckenveränderungen (mittels EKG erfaßbar; Kap. 3.5.1)
- klinische Beschwerden (Angina pectoris)

Der **akute Koronararterienverschluß** mit Myokardinfarkt geschiet meist (90%) im Anschluß an die Ruptur der Deckplatte eines arteriosklerotischen Plaques. Auch Episoden mit instabiler Angina pectoris gehen meist von der Ruptur eines atheromatösen Plaques und der konsekutiven Aktivierung der Thrombozytenaggregation aus. Oft handelt es sich um ein atheromatöses Beet mit einer weichen, zentral gelegenen Nekrose, das im Blutstrom Scherkräften unterworfen ist. Dementsprechend liegt die Prädilektionsstelle des Deckplatteneinrisses im Randbereich des Beetes am Übergang zur plaquefreien Intima. In der Folge kommt es zur Freisetzung prokoagulatorischer Substanzen und der Apposition eines frischen Thrombus, der akut die Strombahn verlegt.

Die Ursache für die Ruptur der Deckplatte ist unbekannt. Einem erhöhter Blutdruck scheint in diesem Zusammenhang jedoch eine besondere Rolle zu spielen. Die Beobachtung, daß nach Einrissen der Deckplatte in das Gefäßlumen hineinragende Rißstellen gefunden werden, spricht für die Annahme eines „geplatzten" atheromatösen Plaques. Hintergrund dieses Vorgangs könnte der nekrotische Zerfall größerer Moleküle im Innern des Beetes sein, der mit nachfolgendem Plasmaeinstrom und Erhöhung des osmotischen Drucks den Plaque schließlich bersten läßt.

**Kollateralen, Anastomosen:** Chronisch hypoxische Zustände am Herzen führen zum Ausbau der bereits präformierten Kollateralen und Anastomosen, zu weiterlumigen Gefäßen sowie zur Bildung neuer Verbindungen zwischen den Koronargefäßen. Diese Tendenz ist um so größer, je ausgeprägter die Stenosen sind. Kollateralen und Anastomosen können über eine entsprechende Regulierung der Blutverteilung die Entstehung von Nekrosen distal einer Koronarstenose verhindern oder zumindest begrenzen. Sie garantieren jedoch keinen sicheren Schutz vor einer Ischämie, insbesondere wenn es zu einer rasch fortschreitenden Lichtungseinengung kommt.

Die Koronarsklerose schreitet mit einem schubweisen diskontinuierlichen Wachstum ihrer atheromatösen Plaques langsam fort. Spontane Regressionen einmal (z. B. koronarangiographisch) festgestellter Stenosen kommen nur sehr selten vor. Die Mortalität der KHK wird im wesentlichen durch die akuten ischämischen Syndrome instabile Angina pectoris, Myokardinfarkt und plötzlicher Herztod bestimmt.

# 2 Epidemiologie, Arztpraxis und KHK-Patient

## 2.1 Epidemiologie

**Mortalität:** Jahr für Jahr sterben in Deutschland weit über 200.000 Menschen an den Folgen einer KHK.

Die *Mortalitätsziffern* weisen für das Jahr 1996 aus:

- 883 000 Todesfälle insgesamt
- 424 000 durch Herz-Kreislauf-Erkrankungen
- 85 000 durch akuten Myokardinfarkt
- 212 000 durch bösartige Neubildung.

Damit ist sie die häufigste Todesursache in den westlichen Industrieländern. Vornehmlich Männer jenseits des 40. Lebensjahres sind von ihr betroffen, insbesondere wenn zusätzlich einer oder mehrere Risikofaktoren anzutreffen sind, aber auch Frauen haben als Patientinnen mit KHK im letzten Jahrzehnt enorm aufgeholt (Pille u. Rauchen!). Bedeutungsvoll aus epidemiologischer Sicht sind insbesondere die Komplikationen: Herzinfarkt, Herzinsuffizienz, Rhythmusstörungen, plötzlicher Herztod.

## 2.2 Landschaft zwischen Allgemeinarztpraxis und KHK-Patient

90% der ärzlichen Konsultationen geschehen in ambulanten Praxen, fast die Hälfte davon durch praktische Ärzte und Fachärzte für Allgemeinmedizin. Fast 3% der Patienten in der Allgemeinpraxis klagen über „Herzbeschwerden“ unterschiedlicher Art. Mit dem Alter steigt dieser Anteil.

Der Hausarzt steht vor der Aufgabe, diejenigen Patienten mit „Herzbeschwerden“ herauszufiltern, die eine KHK oder ein erhöhtes Risikoprofil für diese Krankheit aufweisen. Atypische und stumme Verläufe der KHK und ihrer Folgeerkrankungen (z. B. der Myokardinfarkt) sind nicht selten. Manchmal manifestiert sich die KHK als Myokardinfarkt ohne Ankündigung, möglicherweise sogar als plötzlicher Herztod.

**Warnhinweise** sind:

- der Hausarzt wird ab etwa 3 Wochen vor dem Ereignis häufiger aufgesucht und führt vermehrt körperliche Untersuchungen bzw. ein EKG durch
- oft ist es der Lebenspartner, der den Patienten zum Arztbesuch auffordert
- in den letzten 2 Wochen vor dem Ereignis werden vermehrt Symptome wie Müdigkeit, Schwächegefühl, Überarbeitung, Lustlosigkeit, depressive Verstimmung oder Reizbarkeit angegeben und signifikant mehr beruhigende Medikamente (z. B. Psychopharmaka) verschrieben.

Die **Gesundheitsberatung**, die einen zentralen Stellenwert in der Prävention der KHK und ihrer Folgeerkrankungen einnimmt und sich als Anleitung und Hilfe zur Selbsthilfe verstehen läßt, erfordert ein partnerschaftlich orientiertes Rollenverständnis beim Arzt. Im Mittelpunkt steht der Patient und nicht das Problem. Leitfragen sind:

- Welches sind die inhaltlichen Anliegen des Patienten (Sachebene)?
- Welche Vorstellungen, Meinungen, Ängste, Erwartungen usw. hat der Patient im Zusammenhang mit seinem Anliegen?
- Wie denke ich über den Patienten und sein Anliegen?
- Wie schätze ich meine eigene Beziehung zum Patienten ein (Sympathie – Antipathie; Akzeptanz – Ablehnung, Geduld – Ungeduld, Mitgefühl – Gleichgültigkeit)?
- Wie glaubt der Patient, daß ihm geholfen werden kann?
- Wie glaube ich, daß dem Patienten geholfen werden kann?
- Welche Kooperationsmöglichkeiten sind mit dem Patienten denkbar?

**Compliance:** Zwischen ärztlichen Verordnungen und dem tatsächlichen Verhalten bestehen erhebliche Diskrepanzen. Beinahe die Hälfte aller Patienten hält die Medikamenteneinnahme nicht korrekt ein. Die Non-Compliance bezüglich der Lebensgewohnheiten (Risikofaktoren minimieren) ist noch größer. Der Arzt ist aufgefordert, ein Gefühl für das subjektive Krankheitsverständnis zu entwickeln: Patienten entscheiden im wesentlichen beschwerde- und nicht diagnoseorientiert. Ein Kranker mit schmerzhaft überlebtem Myokardinfarkt wird eher bereit sein, seine Lebensweise zu ändern, als einer mit stummem Infarkt, der nach einem EKG bzw. einer Echokardiographie zufällig entdeckt wurde. Es fällt Menschen schwer, sich dauernde Hilfsbedürftigkeit einzugestehen. Sie distanzieren sich mit der mangelnden Compliance zugleich von ihrer Krankenrolle. Die Compliance ist also eine wichtige Behandlungsvoraussetzung!

# 3 Diagnostik der KHK

## 3.1 Risikofaktoren

**Definition:** Risikofaktoren sind krankheitsfördernde Umstände, deren Bedeutung in epidemiologischen Untersuchungen gesichert wurde. Die wichtigsten sind: *Dyslipidämie, Nikotinabusus, arterielle Hypertonie, Bewegungsmangel, Übergewicht, Diabetes mellitus.* Nicht beeinflußbare „Risikofaktoren" sind: *genetische Disposition* (positive Familienanamnese), *Alter, Geschlecht* (Männer erkranken häufiger als Frauen).

**Risikosteigerung:** Mehrere Risikofaktoren (fast regelmäßig vorhanden) wirken nicht nur additiv, sondern *potenzierend*!

### 3.1.1 Dyslipidämie, Hyperlipoproteinämie

Früher galt insbesondere die Hyperlipoproteinämie als koronarer Risikofaktor, doch erhöht auch eine Hypoalphalipoproteinämie das KHK-Risiko. Daher wird heute allgemeiner von Dyslipidämie gesprochen.

**Ursache der Dyslipidämie** sind meist Ernährungsgewohnheiten. Insbesondere eine *cholesterinreiche Kost* mit geringem Anteil an ungesättigten Fettsäuren scheint das Koronarrisiko zu erhöhen. Daneben scheinen *Alkoholabusus* sowie *Medikamente* (z. B. Kontrazeptiva und Diuretika) eine Rolle zu spielen. Aber auch eine *genetische Disposition* (z. B. die familiäre Hypercholesterinämie) und *Diabetes mellitus* kommen in Betracht.

**Gesamtcholesterin:** Bei Männern zwischen 30 und 49 Jahren mit einem Serumcholesterin von 240–259 mg/dl ist das KHK-Risiko ca. 1,7mal höher als in einem Vergleichskollektiv (bis 220 mg/dl). Werte > 260 mg /dl steigern das Risiko sogar auf das 2,2fache. Ein eindeutiger Grenzwert ist indes nicht definiert. Für prognostische Aussagen reicht das Gesamtcholesterin nicht aus.

**Cholesterinfraktionen:** Die Cholesterinfraktionen müssen zueinander in Beziehung gesetzt werden. *Gesamtcholesterin, HDL-Cholesterin* und *Triglyzeride* gehen in die Friedewald-Formel ein, woraus sich das LDL-Cholesterin berechnet, sofern der Serumtriglyzeridwert < 400 mg/dl (4,6 mmol/l) ist. Voraussetzung: mindestens 12stündige Nahrungskarenz.

*Friedewald-Formel* zur Berechnung des LDl-Cholesterins (für Cholesterinwerte in mg/dl ist X = 5, für Werte in mmol/l ist X = 2,2): LDL-Cholesterin = Gesamtcholesterin − HDL-Cholesterin − Triglyceride/x.

X = 5,0 bei Berechnung in mg/dl
X = 2,2 bei Berechnung in mmol/l

Einen guten Indikator für die Beurteilung des kardiovaskulären Risikos stellt der *atherogene Index* dar:

*Atherogener Index* = LDL-Cholesterin/HDL-Cholesterin.
Beträgt die LDL-Cholesterin-Fraktion mehr als das 4fache der HDL-Cholesterin-Fraktion, liegt ein erhöhtes Erkrankungsrisiko vor.

- Atherogener Index < 4: kein erhöhtes atherogenes Risiko
- Atherogener Index > 4: erhöhtes atherogenes Risiko.

Bei den **Hyperlipoproteinämien** (Tab. 3−1) weisen insbesondere die Typen II a, II b und III nach Fredrickson ein deutlich erhöhtes KHK-Risiko auf. Bereits in der 2. Lebensdekade kann es zur Angina pectoris kommen, aber auch Infarkte wurden schon im jungen Erwachsenenalter beobachtet. Etwas schwächer, aber dennoch signifikant ist die erhöhte Erkrankungshäufigkeit beim Typ IV.

Neuere Untersuchungen weisen darauf hin, daß neben dem Serumcholesterin auch das Lipoprotein-a, ein genetisch fixierter Makromolekularkomplex mit Strukturelementen der Lipoproteine und des Plasminogens mit einem erhöhten KHK-Risiko einhergeht.

### 3.1.2 Zigarettenrauchen, arterielle Hypertonie

**Rauchen:** Regelmäßiges inhalatives Rauchen ist neben der Dyslipidämie der wichtigste atherogene Risikofaktor. Werden > 20 Zigaretten/d konsumiert, erhöht sich das Risiko, einen Myokardinfarkt oder einen plötzlichen Herztod zu erleiden, um das 2−3fache. Auch die passive Inhalation von Zigarettenrauch scheint einen atherogenen Einfluß zu haben, doch steht der Nachweis für diese Hypothese aus. Bei Zigarren- und Pfeifenrauchern konnte dagegen bislang kein signifikant erhöhtes KHK-Risiko beobachtet werden.

Arterioskleroseferdernde Wirkung bei regelmäßigem Zigarettenrauchen:

- Erhöhung der Proliferationsaktivität der Endothelzellen
- Freisetzung von Adrenalin und Noradrenalin mit Hypertonus und Herzfrequenzanstieg

Tab. 3-1: Einteilung der Hyperlipoproteinämien nach Fredrickson (+)–(+++): erhöht

| Typ nach Fredrickson | Serumcholesterin (LDL-Fraktion) | Triglyceride (TG) | Atherogenes Risiko |
|---|---|---|---|
| Typ I | normal | +++ | keines |
| Typ IIa | ++ | normal | +++ |
| Typ IIb | ++ | ++ | ++ |
| Typ III | +++ | ++ | ++ |
| Typ IV | normal bis + | ++ | + |
| Typ V | + | ++ | keines |

- Erhöhung von Plasmafibrinogen, -viskosität und Thrombozytenaggregation
- ischämische Gewebeschädigung durch erhöhten CO-Gehalt.

*Praxishinweis:* Bei zigarettenrauchenden Frauen, die hormonelle Kontrazeptiva einnehmen, erhöht sich die atherogene Potenz um ein Vielfaches gegenüber der jeweiligen Einzelwirkung.

Die **arteriellen Hypertonie** ist ein allgemeiner atherogener Faktor der diffus die Intima sklerosiert, die mit Gefäßwandstarre und Mediaatrophie ragiert. Die Intimaverdickung ist von atheromatösen Plaques vor allem auch an den *peripheren epikardialen Koronarästen* begleitet; sie betrifft dagegen kaum die Prädilektionsstellen der Koronarsklerose (s. Abb. 1–1).

### 3.1.3 Übergewicht

**Definition:** Übergewicht bezeichnet eine über das Normalmaß hinausgehende Erhöhung des Körpergewichts. Einen Krankheitswert erlangt es, wenn damit eine Beeinträchtigung wichtiger Organfunktionen bzw. eine erhöhte Morbidität und Mortalität verbunden ist.

In Deutschland sind ca. 40% der Bevölkerung übergewichtig, 16% adipös und ca. 1% extrem adipös. Die Tendenz zur Adipositas nimmt bis zu einem Lebensalter von 60 Jahren kontinuierlich zu, bei Männern beginnt sie häufig früher als bei Frauen. Im höheren Lebensalter sind Frauen häufiger mit Adipositas anzutreffen als Männer.

**Berechnung** (Größen-Gewichts-Indizes): Bewäht haben sich:

- *Broca-Formel*: Normalgewicht (Männer) = Körpergröße (in cm) – 100, Normalgewicht (Frauen) = [Körpergröße (in cm) – 100] – 5%

Tab. 3-2: Einteilung des Übergewichts

| Kategorie | Adipositas-Grad | BMI* ($kg/m^2$) | Broca-Übergewicht (%) |
|---|---|---|---|
| Normalgewicht | 0 | 20–24,9 | – |
| Übergewicht | | | |
| mäßig | I | 25–29,9 | 0–20 (–40) |
| deutlich | II | 30–40 | 20–70 (–80) |
| extrem | III | >40 | >70 (>80) |

* Bodymass-Index, Körpermassenindex

- *Körpermassenindex:* Köpermassenindex (engl. body mass index, Abk. BMI): BMI ($kg/cm^2$) = Köpergewicht/(Körpergröße)$^2$

  Normalwerte (in Abhängigkeit vom Alter):
  - BMI 19–24 (Altergruppe 19–24 Jahre)
  - BMI 20–25 (Altergruppe 25–34 Jahre)
  - BMI 21–26) (Altergruppe 35–44 Jahre)
  - BMI 22–27 (Altersgruppe 45–54 Jahre)
  - BMI 23–28 (Altersgruppe 55–65 Jahre)
  - BMI 24–29 (Altersgruppe > 65 Jahre).

**Klassifikation:** Tab. 3–2.

**Atherogener Index und Adipositas:** Adipositas allein ist nicht atherogen. Sie verschlechtert jedoch den atherogenen Index (Kap. 3.1.1):

- Erhöhung von Triglyzeride, LDL-Cholesterin, Senkung des HDL-Cholesterins
- arterielle Hypertonie (durch erhöhtes Blutvolumen, erhöhte Natrium- und Wasserretention)
- alveoläre Hypoventilation
- Schlaf-Apnoe-Syndrom
- Diabetes mellitus Typ II
- Hyperurikämie.

**Fettverteilung:** Gerade bei mäßiger Adipositas beeinflußt das Fettverteilungsmuster das Gesundheitsrisiko. Als einfachstes anthropometrisches Maß wird der Quotient aus Taillen- und Hüftumfang bestimmt (Waist-hip-ratio, Abk. WHR). WHR = Taillenumfang (in cm)/Hüftumfang (in cm).
Gemessen werden sollte am stehenden Patienten, der die Arme leicht abspreizt. Der Taillenumfang wird in der Mitte zwischen dem Unterrand der untersten

Rippe und dem Beckenkamm ermittelt, der Hüftumfang in Höhe der Trochanteres majores. Folgende Verteilungsmuster werden unterschieden:

- WHR > 0,85 bei Frauen bzw. > 1,0 bei Männern: abdominelles (auch: *androides*) Fettverteilungsmuster
- WHR < 0,85 bei Frauen bzw. < 1,0 bei Männern: gluteal-femorales (auch: *gynoides*) Fettverteilungsmuster.

Das *abdominelle Fettverteilungsmuster* ist besonders eng mit Stoffwechselstörungen und kardiovaskulären Komplikationen vergesellschaftet. Extremes Übergewicht (BMI > 40 kg/m$^2$) stellt dagegen unabhängig vom Verteilungsmuster ein erhöhtes kardiovaskuläres Risiko dar.

## 3.2 Anamnese, körperliche Untersuchung

Die Anamnese ist Grundlage für die Diagnose. Mit ihr gelingt es in über 80%, die Verdachtsdiagnose einer KHK zu stellen.

**Anamnestische Leitlinien** sind:

- *Rauchgewohnheiten* (Zigaretten oder Zigarren bzw. Pfeife? Inhalatives Rauchen? Wie lange wird geraucht? Wieviel Zigaretten/Schachteln durchschnittlich pro Tag? Bei Frauen: Werden zusätzlich hormonale Kontrazeptiva eingenommen? Wie lange?)
- *Jetzige* und *Eigenanamnese* (insbesondere Frage nach Diabetes, Fettstoffwechselstörungen, Bluthochdruck, Herzschwäche, Schlaganfall; seit wann?)
- *Schmerzen* (Art, Stärke und Dauer des Schmerzes? Womit vergleichbar? Lokalisation? Ausstrahlung? Treten die Schmerzen im Zusammenhang mit auslösenden Situationen auf?)
- *Alter* und *Streß* (beruflich, psychosozial)
- Aktuelle *Medikamente* (v. a. Nitroglyzerin, Isosorbiddinitrat, Betarezeptorenblocker, Calciumantagonisten)
- *Bewegungsverhalten* (Frage nach regelmäßiger sportlicher bzw. körperlicher Betätigung)
- *Familienanamnese* hinsichtlich Erkrankungen, die mit Arteriosklerose assoziiert auftreten (z. B. Schlaganfall, Herzinfarkt, Claudicatio intermittens, Fettstoffwechselstörungen).

**Körperliche Untersuchung:** Man achte auf:

- Adipositas und Fettverteilungsmuster (Kap. 3.1.3)
- evtl. tastbare verdickte Arterienstränge (z. B. A. temporalis oder A. carotis)
- arterielle Strömungsgeräusche (z. B. A. carotis)
- fehlende Fußpulse (A. tibialis posterior und A. dorsalis pedis)
- Hautbeschaffenheit (blaß, kühl, feucht?).

**Spiegelung des Augenhintergrundes** mit Beurteilung der Retinagefäße. Der Augenhintergrund ist die einzige Stelle, an der die Beschaffenheit von Blutgefäßen direkt beurteilt werden kann und ist besonders für die Verlaufsbeobachtung zu empfehlen.

## 3.3 Symptomatik

Die KHK kann lange inapparent verlaufen. Individuell unterschiedlich manifestieren sich die Beschwerden mit zunehmender Koronarinsuffizienz als *Angina pectoris* (= Stenokardie).

> Die Angina pectoris (A. p.) steht nicht am Anfang, sondern ist Ausdruck einer bereits kritisch gewordenen Koronarstenose!

Weitere Manifestationsformen KHK-bedingter Beschwerden sind:
- Myokardinfarkt, Herzinsuffizienz
- Brady- bzw. tachykarder Herzrhythmusstörungen
- plötzlicher Herztod.

### 3.3.1 Angina pectoris: Leitsymptom, Lokalisation

**Leitsymptom** der KHK ist der *akute retrosternale Schmerz*, der ein Gefühl der Enge in der Brustregion hervorruft: *Angina pectoris*. Der Schmerzcharakter wird häufig als bohrend oder brennend beschrieben. Thorakales Druck- und Beklemmungsgefühl treten hinzu. Es ist, als ob sich ein ringförmiges Band um den Brustkorb legen würde, das sich krampfartig zusammenschnürt. Häufig geht das Schmerzempfinden mit plötzlicher Luftnot und Angstgefühlen bis hin zur Todesangst einher.

**Lokalisation** (Abb. 3–1): flächig retrosternal sowie parasternal links. *Schmerzausstrahlung:* häufig in linken Arm, linke Axilla und Schulter. Manchmal ist

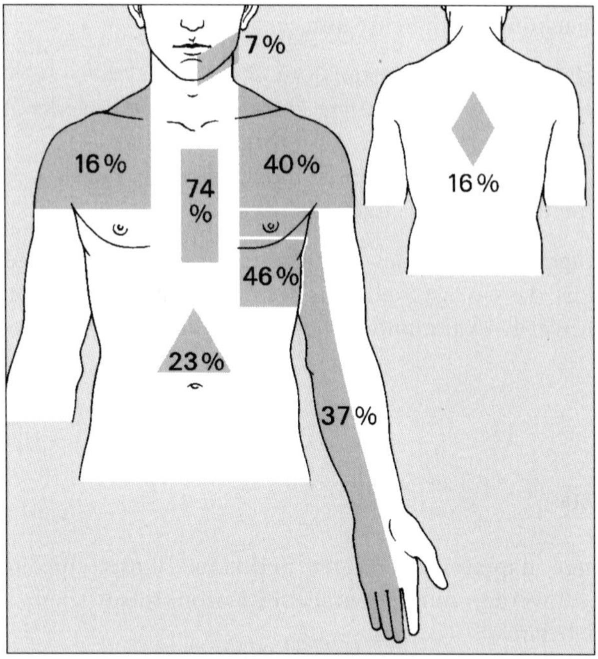


**Abb. 3-1:** Prädikationsstellen der Angina pectoris

sogar der ganze linke Arm, insbesondere an der ulnaren Seite, bis hin zum kleinen Finger betroffen. Weitere Schmerzausstrahlung: linker Hals mit Unterkieferregion, Epigatrium, Rücken. Seltener sind rechter Arm und rechter Hals betroffen. Schmerzen unterhalb der Nabelregion sind untypisch für eine koronare Genese.

**Auslöser** der Angina pectoris sind körperliche oder psychische Belastung, Blutdruckanstieg, Tachykardien, plötzliche Kälteexposition (z. B. beim Verlassen der Wohnung im Winter). Bevorzugte Tageszeit sind die Morgenstunden. Ein voller Magen nach einer opulenten Mahlzeit begünstigt retrosternale Schmerzen.

Meist ist der akute Anfall kurzzeitig, manchmal verschwinden Schmerzen, die bei Belastungsbeginn auftreten unter fortdauernden körperlichen Belastung wieder. Die vorübergehende Angina pectoris, auch als „*Walking-through-Phänomen*" bezeichnet, beruht auf einer durch lokale Faktoren bedingten Gefäßdilatation in der Arbeitsmuskulatur, die eine Absenkung des mittleren arteriellen Druckes zur Folge hat. Dies wirkt sich günstig auf die Koronardurchblutung aus.

Obwohl die typische Schmerzsymptomatik bei Angina pectoris gut bekannt ist, wird der Schmerz dennoch individuell wahrgenommen. Folgende Leitsätze sollten deshalb in der täglichen Praxis nicht aus den Augen verloren werden:

- Die Dramatik der Schmerzen korreliert nicht mit der Schwere der Erkrankung
- Schmerzfreiheit schließt eine KHK nicht aus (z. B. bei Vorliegen stummer Myokardischämien; Kap. 3.3.3)
- Jeder akute retrosternale Schmerz bedarf der lückenlosen ärztlichen Überwachung.

**Nitroglyzerin ex juvantibus:** Schmerzlinderung Sekunden bis wenige Min. nach per lingualer Applikation von Nitroglyzerin bzw. Isosorbiddinitrat ist diagnosestützend. Bei prolongierten Schmerzattacken, die nicht auf Nitropräparate ansprechen, muß von instabiler Angina pectoris oder Präinfarktsyndrom ausgegangen werden, bei Schmerzdauer über 20 Min. von einem transmuralen Myokardinfarkt.

In seltenen Fällen kommt bei vorliegenden retrosternalen Schmerzen eine Ansprechbarkeit auf Nitropräparate auch beim diffusen Ösophagusspasmus vor.

### 3.3.2 Einteilung der Angina pectoris

a) **Stabile Angina pectoris:** „Berechenbare" Stenokardie mit regelhafter Auslösbarkeit (z. B. körperliche Betätigung) und Rückbildung durch Ruhe bzw. Nitroglyzerin- bzw. Isosorbiddinitrat innerhalb weniger Min. Der Patient kennt Auslöser und Schmerzcharakter, er hat sich darauf eingestellt und gelernt, mit „seiner" Angina pectoris zu leben.

b) **Instabile Angina pectoris:** Gegenteil der stabilen A. p. Jede innerhalb der letzten 6 Wochen neu aufgetretene Angina pectoris (*initiale Angina* oder *de-novo-Angina-pectoris*) ist instabil. Ebenso zeigen Charakteränderungen einer bislang stabilen A. p. eine instabile Angina an: Häufigkeit, Intensität oder Dauer. Die Beschwerden sind nicht mehr eindeutig bestimmten Auslösern zuzuordnen, sie können völlig unerwartet und belastungsunabhängig, also auch in Ruhe (*spontane* oder *Ruhe-Angina-pectoris*), auftreten.

Die *neu aufgetretene Ruhe-Angina-pectoris* sollte intensiv medizinisch überwacht werden, insbesondere wenn zusätzlich einer der folgenden Befunde vorliegt:

- EKG-Veränderungen (ST-Streckenhebung, Q-Zacken, ischämische Erregungsrückbildungsstörungen)
- Linksherzinsuffizienz (basale pulmonale Rasselgeräusche, $RR_{syst.} < 110$ mmHg)
- Kein Ansprechen auf Nitrat.

Die instabile Angina pectoris tritt nachts als sog. *Angina nocturna* bzw. belastungsunabhängig im Liegen oder am frühen Morgen auf (*Angina decubitus*). Die Beschwerden halten oft länger an als bei der stabilen Form und reagieren verzögert, aber dennoch auf Nitroglyzerin.

Die instabilen Angina pectoris tritt in über 80% in den Wochen vor einem akuten Myokardinfarkt auf, der Übergang zum *Präinfarkt-Syndrom* (s. u.) ist fließend.

*Postinfarkt-Angina*: Auch die Tage oder in den ersten Wochen nach einem Myokardinfarkt wieder auftretende Angina pectoris ist instabil, hier droht ein Reinfarkt.

Das Symptom der Angina pectoris tritt also in vielgestaltiger Form auf. Genau genommen handelt es sich nicht um ein einzelnes Krankheitsbild, sondern um eine Vielzahl individuell voneinander abweichender Varianten.

c) **Status anginosus:** Den Status anginosus kennzeichnet eine verlängerte Dauer der pektanginösen Anfälle (> 15 Min.) mit vermindertem Ansprechen auf Nitroglyzerin. Der Übergang zum Präinfarkt-Syndrom oder manifesten Myokardinfarkt ist fließend.

d) **Präinfarkt-Syndrom:** Wenn die Beschwerden einer instabilen Angina pectoris progredient sind (*Crescendo-Angina*), ohne daß Gründe bekannt sind (z. B. mangelnde Medikamenteneinnahme oder Verstärkung bzw. Neuauftreten einer arteriellen Hypertonie), ist von einem Präinfarkt-Syndrom auszugehen. Er ist Vorstufe eines Myokardinfarkts. Verläßliche Statistiken, wie häufig ein Präinfarkt-Syndrom in einen Myokardinfarkt übergeht, existieren nicht.

*Praxishinweis:* Das Präinfarkt-Syndrom erfordert die sofortige intensivmedizinsiche Betreuung!

e) **Atypische Angina pectoris:** Hierunter ist in erster Linie die *Prinzmetal-Angina* zu verstehen, eine seltene Variante, die überwiegend in Ruhe und ohne vorherige Provokation auftritt. Die Schmerzen sind oft von längerer Dauer und heftiger. Im symptomfreien Intervall besteht meist eine normale körperliche Leistungsfähigkeit. Koronarangiographisch finden sich oft normale Gefäße. *Pathophysiologisch* liegen Koronarspasmen (daher auch als *vasospastische Angina* bezeichnet) zugrunde. Im Anfall kann es für Sekunden bis Min. zu transitorischer ST-Streckenhebung kommen, die sich normalisieren. Eine Erhöhung der Serumenzyme wird dagegen nicht beobachtet.

**Stumme Myokardischämie:** Asymptomatische, jedoch eindeutige Myokardischämie. Nur 35% aller Myokardischämien verlaufen symptomatisch.

Insbesondere die modernen und immer weiter verbesserten kardialen Untersuchungsverfahren (z. B. Langzeit-EKG mit ST-Segmentanalyse oder die Thalliumszintigraphie des Myokards) waren der Ausgangspunkt dafür, daß man bei Patienten immer häufiger stumme Ischämien in den Koronargefäßen entdeckte.

Damit ist die stumme, für den Patienten asymptomatische Mykardischämie wahrscheinlich wesentlich häufiger, als sie diagnostiziert wird. Bei 25% der Patienten mit koronarangiographisch gesicherter KHK läßt sich die Ischämie objektivieren, ohne daß Schmerzen wahrgenommen werden.

*Ursache:* ungeklärt. Das häufigere Auftreten im höheren Lebensalter oder bei Diabetes mellitus legt eine viszerale Neuropathie als Grundlage des verminderten Schmerzempfindens nahe.
Bei 80% der Patienten mit gesicherter KHK treten neben symptomatischen auch stumme Myokardischämien auf. Selbst bei bis zu 4% aller Männer im mittleren Lebensalter, die sich gesund fühlen, können im Langzeit-EKG ST-Streckensenkungen nachgewiesen werden.

**Klinische Stadien**: Eine einfache und praktische klinische Schweregradeinteilung der belastungsabhängigen Angina pectoris wurde von der *CCS (Canadian Cardiovascular Society)* vorgeschlagen. Sie orientiert sich an der Klassifizierung der Herzinsuffizienz durch der NYHA (New York Heart Association):

**I.** Keine Beeinträchtigung der normalen körperlichen Aktivitäten: anstrengende, plötzliche oder prolongierte Belastungen verursachen eine Angina pectoris, nicht aber normale körperliche Aktivitäten wie Gehen und Treppensteigen

**II.** Leichte Beeinträchtigung der normalen körperlichen Aktivitäten: rasches Gehen, insbesondere bergaufwärts, schnelles Treppensteigen oder Treppensteigen nach dem Essen, Kälte, Wind und psychische Belastungen verursachen klinische Beschwerden

**III.** Deutliche Beeinträchtigung der normalen körperlichen Aktivitäten: pektnaginöse Beschwerden beim Gehen kurzer Strecken auf ebener Erde und beim Treppensteigen über ein Stockwerk

**IV.** Unfähigkeit, körperliche Aktivitäten ohne Beschwerden durchzuführen: Angina pectoris in Ruhe oder bei geringsten körperlichen Belastungen.

## 3.4 Labor

**Basisuntersuchung:**

- Hämoglobin (Ausschluß von Anämie, Polyglobulie, -cytämie) und Blutzukkerkonzentration
- Gerinnungsstatus einschließlich Thrombozyten (Thrombozytopathie mit erhöhter Gerinnungsneigung)
- Entzündungsmarker (BSG, CRP), Elektrophorese (pathologische Eiweißkörper)
- Schilddrüsenparameter (Hyperthyreose)
- Blutfette (Triglyzeride, Gesamtcholesterin, HDL- und LDL-Cholesterin, Lipoprotein-a, Apolipoproteine A, B)
- Troponin-T: Die hohe Sensitivität und Spezifität der Troponin-Bestimmungen zeigen, daß bei instabiler Angina pectoris in ca. 40–50% eine Erhöhung von Troponin-T und Troponin-I gefunden werden. Die Troponin-T-Werte erreichen dabei Konzentrationen von 0,6–5,2 ng/l. Troponin-T gbt zudem prognostische Hinweise für den Verlauf der KHK.

Die Typisierung der Hyperlipoproteinämie nach Fredrickson kann zur atherogenen Risikoeinschätzung hilfreich sein (Tab. 3–2). Erhöhte Herzmuskelenzyme (CK-MB, $LDH_1$, ASAT) werden nicht beobachtet. Lediglich bei prolongierten Formen der instabilen Angina pectoris oder Präinfarkt-Syndrom kann es zu passageren Erhöhungen der Gesamt-CK und CK-MB kommen.

*Praxishinweis:* Deutliche Erhöhungen der Gesamt-CK und CK-MB im Zusammenhang mit negativen T-Wellen im EKG zeigen einen *Innenschichtinfarkt* bzw. *nichttransmuralen Infarkt* an (Kap. 5.1.3).
Bei etwa 1/3 der Patienten mit Angina pectoris und erhöhtem Troponin-T entwickelt sich ein *transmuraler Infarkt*. Ist der Troponin-T-Wert < 0,2 ng/l, wird lediglich bei 5% später ein Myokardinfarktes beobachtet.

## 3.5 Apparative Untersuchungen

### 3.5.1 EKG

Das EKG ist Standarduntersuchung!

Das **Ruhe-EKG** umfaßt die Ableitungen nach *Einthoven* (I–III), *Goldberger* (aVR, aVL und aVF) und *Wilson* ($V_1$–$V_6$). Für die Beurteilung der posterioren Myokardregion werden zusätzlich die *Ableitungen* $V_7$–$V_9$ benötigt. Ein eindeutige Diagnose ist nicht möglich. Bestenfalls finden sich unspezifische Veränderungen in den ST- bzw. T- Abschnitten. Durch indirekte Hinweise kann jedoch die Verdachtsdiagnose einer KHK erhärtet oder entkräftet werden:

Ein *normales Ruhe-EKG* schließt aus:

- große Myokardinfarkte
- Ruheischämie
- Überleitungsstörungen
- Links- bzw. Rechtsherzhypertrophie.

*Hypertrophiezeichen* weisen ggf. auf eine Hypertonie hin. Ein kompletter Linksschenkelblock bei klinisch stabiler Angina pectoris kann für eine eingeschränkte linksventrikuläre Funktion auf der Grundlage einer Dreigefäßerkrankung sprechen. Ventrikuläre Extrasystolen liefert keinen Hinweis auf eine KHK.

*Fakultative EKG-Veränderungen* im Angina-pectoris-Anfall sind: T-Negativierung, deszendierende ST- Streckensenkung, evtl. sogar eine passagere ST-Strekkenhebung.

*ST-Steckenveränderungen* geben differentialdiagnostische Hinweise:

- Deszendierende ST-Streckensenkungen weisen auf eine *Innenschichtischämie* hin!
- ST-Streckenhebungen sprechen für eine *transmurale Ischämie*
- Eine passagere ST-Streckenhebung im Ruhe-EKG ist der typische Befund bei *Prinzmetal-Angina* (der Elevation kann eine Phase mit ST-Streckensenkung oder negativem T folgen).

#### 3.5.1.1 Belastungs-EKG

Im Belastungs-EKG steht eine leicht durchzuführende und zuverlässige Standardmethode zur Diagnose einer KHK zur Verfügung, sie ist der am häufigsten durchgeführte nichtinvasive diagnostische Test. Das Risiko ist gering: Lebensbedrohliche Komplikationen wie Myokardinfarkt, ventrikuläre Tachykardien, Kammerflimmern, Tod haben eine (sehr niedrige) Wahrscheinlichkeit $< 1:10.000$.

Die KHK geht auch in fortgeschrittenen Stadien häufig mit einer klinisch unauffälligen Ruhefunktion des Herzens einher. Durch ein Belastungs-EKG können subendokardiale, subepikardiale und transmurale Ischämien objektiviert werden, außerdem werden die funktionellen Auswirkungen der Erkrankung auf die kardiopumonalen Leistungsreserven erfaßt. Eine rein intramurale Ischämie bleibt dagegen unbemerkt.

**Indikationen:**

- stabile Angina pectoris, unklaren Thoraxschmerzen
- Kontrolluntersuchung nach Eingriffen (z. B. PTCA, Bypassoperation)
- Verlaufskontrolle bei klinisch gesicherter KHK oder nach Myokardinfarkt
- belastungsinduzierte Herzrhythmusstörungen
- asymptomatische männliche Patienten mit Risikofaktoren für KHK
- asymptomatische Patienten mit hohen gesundheitlichen Anforderungen (z. B. Piloten, Busfahrer).

**Kontraindikationen:**

a) **Absolute Kontraindikationen**:
- frischer Myokardinfarkt (< 6 Tage) bzw. Verdacht auf Myokardinfarkt
- Ruhe-Angina pectoris, instabile Angina pectoris
- akute schwere Herzinsuffizienz (NYHA Stadium IV)
- hochgradige Aortenstenose, schwere pulmonale Hypertonie
- Myokarditis, Endokarditis, Perikarditis bzw. akute systemische bzw. fieberhafte Infekte
- akute tiefe Beinvenenthrombose
- arterielle Hypertonie bei $RR_{syst.} > 200$ mmHg oder $RR_{diast.} > 120$ mmHg.

b) **Relative Kontraindikationen**:
- ventrikuläre Herzrhythmusstörungen, AV-Blockierungen II, III
- Cor pulmonale, Aortenaneurysma
- schlechter Allgemeinzustand
- Myokardinfarkt (7.–14. Tag).

**Fahrradergometrie**: In Europa ist die *Fahrrad-*, seltener *Laufbandergometer* üblich, das vor allem in den USA weite Verbreitung gefunden hat.

Die *Fahrradergometrie* stellt einen guten Kompromiß zwischen der pathophysiologischen Forderung nach einer möglichst hohen kardiopulmonalen Belastung und dem klinischen Gebot nach einer optimalen Registrierung (EKG und Blutdruck) dar.

*Belastungsschema:* Für den Arzt in der Praxis ist es wichtig, sich aus der Vielzahl unterschiedlicher Belastungsschemata eines auszuwählen und diesem Schema über eine gewisse Zeit treu zu bleiben. Nur so ist es möglich, die Untersuchungsergebnisse intra- und interindividuell vergleichbar zu halten.

*WHO-Empfehlung:*

- Belastungsbeginn mit 25 W oder 50 W
- Belastungssteigerung um 25 W alle 2 Min.
- Registrierung der Zielparameter (EKG, Blutdruck) jeweils innerhalb der letzten 30 Sek. einer Belastungsstufe
- Belastungsende bei einer maximalen Herzfrequenz von
  - *Maximaltest*: $HF_{max.} = 220 - \text{Lebensalter}$
  - *Submaximaltest*: $HF_{max.} = (220 - \text{Lebensalter}) \times 0{,}85$.

Durch vorsichtige Belastungssteigerung von 25 W/2 Min. wird der Proband behutsam an seine Leistungsgrenzen herangeführt, und Risiken können meist rechtzeitig erkannt werden.

*Praxishinweis:* Immer wieder zu beobachten ist, daß die Eingangsbelastungsstufe variabel in Abhängigkeit von der zu erwartenden Leistungsfähigkeit gewählt wird. Dies mag aus Gründen der Zeitersparnis zwar verständlich sein, es verhindert jedoch eine Vergleichbarkeit der Ergebnisse und birgt darüber hinaus ein erhöhtes Risiko.

Das **Protokoll** sollte zumindest Angaben über folgendes beinhalten:

- Verdachtsdiagnose
- evtl. Angabe zu eingenommenen oder für die Untersuchung abgesetzten Medikamenten
- EKG und Blutdruck in Ruhe
- exakte Aufzeichnung der Belastungsschemas
- Auftreten und Ausmaß subjektiver Beschwerden während der Untersuchung
- Angaben zur Mitarbeit des Probanden
- Anlaß für einen evtl. vorzeitigen Abbruch
- ärztliche Beurteilung der Belastungsuntersuchung.

Nach der Belastung sind EKG- und Blutdruck-Monitoring noch mindestens 5 Min. fortzusetzen, da EKG-Veränderungen nicht selten erst in den Erholungsminuten auftreten. Ist dies der Fall, erfolgt das Monitoring bis zur Normalisierung der Aufzeichnungen.

Der Arzt sollte während der gesamten Untersuchung anwesend sein, um das Belastungs-EKG notfalls unverzüglich abbrechen bzw. um bei akuten Komplikationen sofort wirksam helfen zu können.

**Vorzeitiger Abbruch:** Verschiedene Gründe können einen Abbruch veranlassen:

- *subjektive Erschöpfung*, Schwindel oder Dyspnoe
- *klinische Verschlechterung*, z. B. Kaltschweißigkeit, Blässe oder zunehmende Zyanose
- Auftreten einer *Angina pectoris*
- *EKG-Veränderungen*:
  - neu aufgetretene ST-Streckenhebung > 0,2 mV, die nicht im Bereich eines alten Infarktes gelegen ist
  - ST-Streckensenkung > 0,2 mV in einer Brustwandableitung
  - Auftreten einer supraventrikulären oder einer ventrikulären Tachykardie
  - Auftreten einer absoluten Arrhythmie
  - Überleitungsstörungen wie SA-, AV- oder Schenkelblock
  - ventrikuläre Extrasystolen ab Klasse II–III nach Lown.
- *atypisches Blutdruckverhalten*:
  - unter Belastung $RR_{syst.}$ > 230 mmHg oder $RR_{diast.}$ > 120 mmHg, sofern Gefäßkomplikationen zu befürchten sind (z. B. Hypertoniker, nach Herzinfarkt, nach zerebralem Insult). Bei gesunden Probanden können die angegebenen Werte unter hoher Belastung durchaus überschritten werden
  - ungenügendes Ansteigen des Blutdrucks bzw. Wiederabfallen eines zuerst gestiegenen Blutdrucks (Zeichen der kardialen Überlastung).

**Beurteilung:** Die diagnostische Aussagekraft ist um so größer, je höher die Ausbelastung war. Es gilt also: Maximaltest > Submaximaltest > symptomlimitierter Belastungstest.

**Beurteilungskriterien sind:**

- *Subjektiver Symptome*: Insbesondere pektanginöse Beschwerden, v. a. mit promptem Ansprechen auf Nitroglyzerin, gelten als positiver Ischämienachweis. Auch eine Belastungsdyspnoe kann (v. a. bei stummer Myokardischämie) eine KHK anzeigen

- *objektive Befunde*: z. B. Schweißausbruch und Zyanose sollten in die Beurteilung mit einbezogen werden
- *maximale Belastbarkeit*, ein unspezifischer Parameter; jedoch leiden Patienten, die bei niedriger Belastung eine deutliche ST-Streckensenkung aufweisen, häufig an einer schweren Dreigefäßerkrankung oder einer Hauptstammstenose
- *Blutdruckverhalten*: Ein subnormaler Blutdruckanstieg oder ein Abfall unter den Wert vor Belastungsbeginn gilt als ein schlechter prognostischer Faktor bei Patienten mit KHK
- *EKG:* Bezugs-EKG ist das unmittelbar vor der Untersuchung aufgezeichnete Ruhe-EKG. ST-Streckenveränderungen können nur im Vergleich zum Ruhe-EKG zuverlässig interpretiert werden:

  - Positives Ischämiezeichen ist eine horizontal oder deszendierend verlaufende ST-Streckensenkung von mindestens 0,1 mV im Bereich vom J-Punkt bis zum Punkt $ST_{80}$, der 80 ms nach dem J-Punkt gelegen ist (Abb. 3–2).
    *J-Punkt:* engl. junctional point; bedeutet im EKG den Übergangspunkt vom Endes des QRS- Komplexes zum Beginn der ST-Strecke.
  - Eine steil aszendierende ST-Streckensenkung kann häufig bei höherer Herzfrequenz beobachtet werden und gilt nicht als Ischämiehinweis.
  - Eine ST-Streckenhebung ohne Infarktanamnese ist Zeichen einer schweren transmuralen Ischämie. Eine ST-Hebung über dem Bereich eines alten Infarktes spricht für ein Herzwandaneurysmas.
  - Die häufigste unter Belastungsbedingungen auftretende Erregungsleitungsstörung ist der Linksschenkelblock, der meist schlagartig einsetzt. Die Ursache hierfür kann zwar durchaus ischämisch bedingt sein, ist häufig jedoch auch primär degenerativer Natur.

**Sensitivität, Spezifität:** Koronarangiographisch konnte die Treffsicherheit des Belastungs-EKG in zahlreichen Vergleichsuntersuchungen belegt werden.

- Die *Sensitivität* (ein richtigpositives Ergebnis bei KHK) beträgt 60–70%. Bei 30–40% der Untersuchten fehlt also im Belastungs-EKG eine Ischämiereaktion, sie werden nicht als krank identifiziert.
- Die *Spezifität* (ein richtignegatives Ergebnis bei Koronargesunden) liegt mit ca. 90% relativ hoch. Wenn das Belastungs-EKG also keine Hinweise auf eine KHK liefert, trifft dies mit 90%iger Wahrscheinlichkeit auch zu. Etwa

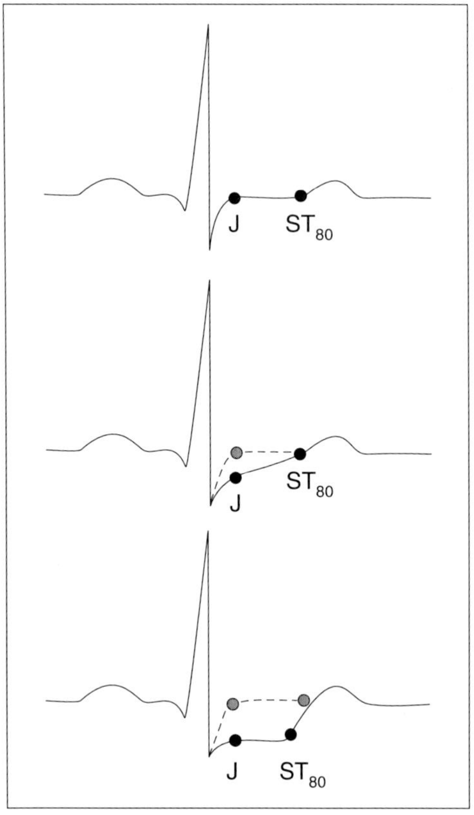


**Abb. 3-2:** Meßpunkte zur Beurteilung der ST-Streckenveränderung bei Ischämie

10% aller Koronargesunden erhalten beim Belastungs-EKG ein falschpositives Ergebnis. *Ursachen* hierfür sind unter anderem:

- Elektrolytstörungen (insbesondere Hypokaliämie)
- Mitralklappenprolapssyndrom
- WPW-Syndrom, Schenkelblockbilder
- Medikamente (Digitalis, Antiarrhythmika)
- Perikarderkrankungen, Anämie
- Frauen im mittleren Alter (Ursache unbekannt).

### 3.5.1.2 24-Stunden-EKG

Das 24-Stunden-EKG (auch Langzeit-EKG oder Holter-Monitoring) wird mit Hilfe eines tragbaren Magnetbandgerätes oder auf einem Festspeicher aufgezeichnet. Man unterscheidet kontinuierliche und diskontinuierliche Aufzeichnungssysteme. Bei der kontinuierlichen Registrierung erhält man eine lückenlose Aufzeichnung der Herzaktionen in den vergangenen 24 Stunden. Um diese Datenflut auf ein überschaubares Maß zu reduzieren, wurden diskontinuierliche Systeme entwickelt, die computergestützt nur die vom System als pathologisch erkannten Passagen aufzeichnet oder vom Patienten zur Aufzeichnung aktiviert werden (sog. "Eventrecorder").

In der Regel werden 2 Ableitungen (links und rechts präkordial) registriert. Der Patient wird aufgefordert, während der Speicheraufnahme seinen normalen Aktivitäten nachzugehen und ein Tätigkeitsprotokoll anzufertigen. *Bedingung*: Elektroden sicher anbringen und Elektrodenkabel sorgfältig fixieren.

Im Rahmen der KHK ist das 24-Stunden-EKG insbesondere zur Ermittlung stummer Myokardischämien (Kap. 3.3.3, 3.5.1.2) interessant, die über eine ST-Streckenanalyse erfolgt, auch Koronarspasmen (Prinzmetal-Angina) werden ggf. erfaßt.

Die **ST-Streckenanalyse** ist in der Lage, bei Angina pectoris insbesondere in Ruhe bzw. bei negativem Belastungs-EKG ischämietypische Erregungsrückbildungsstörungen nachzuweisen. Dabei soll eine ST- Streckensenkung mindestens 1 mm betragen und mindestens 1 Minute andauern. Das Ausmaß der Ischämie wird durch die Anzahl der ischämischen Episoden ausgedrückt, wobei zwischen 2 Episoden mindestens ein ischämiefreies Intervall von 1 Min. liegen soll. Ausmaß und Dauer der Episoden lassen eine detaillierte Quantifizierung der Ischämie zu.

## 3.5.2 Echokardiographie

Die Echokardiographie ist heute neben dem EKG und der Ergometrie die wichtigste und Untersuchungsmethode in der Kardiologie. Mit Einführung der 2D-Echokardiographie gelang der Durchbruch zu einer anschaulichen Darstellung kardialer Strukturen. In mehreren standardisierten Sektorschnittebenen können die Morphologie des Herzens sichtbar gemacht und im bewegten Echtzeichtbild („Real time motion") auch die Funktion von Herzmuskel und -klappen beurteilt werden.

**Streßecho:** Einen festen Platz in der klinischen Routine zur Diagnostik und Verlaufsuntersuchung der KHK hat in den letzten Jahren die Belastungs- oder Streßechokardiographie eingenommen. Sie ist ein validiertes Verfahren zur Erkennung und Lokalisierung induzierbarer Myokardischämien und seit 1996 als vertragsärztliche Leistung anerkannt.

**Definition:** Streßechokardiographie ist Echokardiographie unter Belastung! Die Belastung kann physischer Art (z. B. mittels Fahrradergometrie) sein oder pharmakologisch ausgelöst werden. Der Zugang zur Erzielung der Schallbilder kann transthorakal oder transösophageal gewählt werden. Der reguläre Abbruch der Untersuchung erfolgt bei Erreichen der submaximalen Herzfrequenz (Kap. 3.5.1.1).

Parallel zur echokardiographischen Bildgewinnung wird ein 12-Kanal-EKG aufgezeichnet, um die Myokardbewegungen den Arbeitsphasen des Herzens zuzuordnen.

**Indikationen:**

- Diagnostik einer KHK
- Beurteilung des Schweregrades einer bekannten KHK
- Risikoabschätzung bei nicht aussagefähigem oder nicht durchführbarem Belastungs-EKG
- Risikoabschätzung nach Myokardinfarkt oder vor operativen Eingriffen (bei unauffälliger Streßechokardiographie vor herzchirurgischen Eingriffen liegt das Risiko perioperativer kardialer Komplikationen < 2%, bei patthologischem Echo > 25%)
- Beurteilung des Erfolgs durchgeführter therapeutischer Maßnahmen.

**Schnittebenen:**

a) **Transthorakaler Zugang:**
- parasternal lange Achse (kann bei schlechtem Schallfenster durch eine apikale lange Achse ersetzt werden)
- parasternal kurze Achse auf Papillarmuskelebene
- apikaler 2-Kammerblick (nur hier ist die Vorderwand des linken Ventrikels vollständig beurteilbar)
- apikaler 4-Kammerblick.

b) **Transösophagealer Zugang:**
- transgastrischer Kurzachsenschnitt
- transösophagealer 2-Kammerblick
- transösophagealer 4-Kammerblick.

**Formen:** Bewährt haben sich die *dynamische* (physische) und *pharmakologische* Belastung mit Dobutamin, Arbutamin und Dipyridamol. Keine dieser Methoden weist im Hinblick auf die diagnostische Treffsicherheit einen markanten Vorteil auf, jede einzelne scheint für den routinemäßigen klinischen Einsatz geeignet. Zwar einfacher in der Anwendung und geeigneter hinsichtlich der Meßbedingungen, sind bei den pharmakologischen Verfahren jedoch unerwünschte Wirkungen häufiger anzutreffen als bei der physischen Belastungsform.

**Dynamische Streßechokardiographie:** Die körperliche Belastung als physiologischer Streßinduktor erfolgt wie beim Belastungs-EKG (Kap. 3.5.1.1). Die echokardiographische Untersuchung wird vor Beginn und während der maximalen Belastung oder unmittelbar danach durchgeführt. Spezielle seitlich kippbare Belastungsliegen ermöglichen eine kontinuierliche echokardiographische Bilderhebung. Gute Erfahrungen wurden bislang mit einer im 45-Winkel halbaufrecht eingestellten Ergometerliege gemacht, die zur Verbesserung der Echogenität zusätzlich nach links schwenkbar ist, so daß der Schallkopf bequem angelegt werden kann.

**Pharmakologische Streßechokardiographie:**

*Vorteile*:

- Der Proband kann in der für die Echokardiographie üblichen Linksseitenlagerung kontinuierlich geschallt werden.
- Die Bildqualität erhöht sich durch die fehlenden Körperbewegungen und die geringere Tachypnoe.
- Ergometrisch nicht untersuchbare Patienten (periphere arterielle Verschlußkrankheit, Krankheiten des Bewergungsapparates oder neurologische Krankheiten) oder bei Trainings- und Kräftemangel (höheres Alter, extreme Adipositas) können einer Ischämiediagnostik zugeführt werden.

▶ **Dobutamin-Protokoll:** Dobutamin ist ein synthetisches Katecholamin mit positiv inotroper (in niedriger Dosierung) und chronotroper (in höherer Dosierung) Wirkung. Der dadurch bedingte erhöhte myokardiale $O_2$-Verbrauch führt bei unzureichender Anpassung der Koronarperfusion zur Ischämie. Das etablierte *Stufenprotokoll* sieht eine in 3minütigen Abständen erfolgende Steigerung der Dobutaminperfusion von 5 auf 40 µg/kg KG/Min. Wenn die submaximale Herzfrequenz nicht erreicht wird, wird in minütlichen Abständen zusätzlich 0,25 mg Atropin (maximal 4 × 0,25 mg Atropin) appliziert. Vor der Untersuchung sind mindestens 48 Stunden zuvor Betarezeptorenblocker abzusetzen, da sie Dobutamin antagonisieren.

*Kontraindikationen:*

- Aortenstenose, hypertroph-obstruktive Kardiomyopathie
- ventrikuläre Tachykardien, schwere arterielle Hypertonie.

▶ **Arbutamin-Protokoll:** Arbutamin ist ebenfalls ein synthetisches Katecholamin und besitzt ähnliche Eigenschaften bzw. unerwünschte Wirkungen wie Dobutamin. Die Dosierungen liegen bei etwa 1/10 der Dobutamindosis. Arbutamin wird über ein spezielles computergestütztes Steuerungssystem verabreicht, das nach einem *Feed-back-Mechanismus* arbeitet und unter Berücksichtigung der automatisch registrierten Puls- und Blutdruckwerte die zur Erzielung eines zuvor festgelegten Frequenzmaximums erforderliche Infusionsrate errechnet und appliziert.

▸ **Dipyridamol-Protokoll:** Dipyridamol unterscheidet sich grundlegend von den Katecholaminen. Es bewirkt über eine Hemmung des Adenosinabbaus eine arterioläre Dilatation, insbesondere der intramuralen Arteriolen des Koronarsystems. Bei signifikanter Koronarstenose (> 50% des Gefäßdurchmessers) kommt es zum *Steal-Effekt*: Umverteilung des Blutangebotes in die nun dilatierten gesunden Koronarbereiche, während die bereits autoregulativ maximal erweiterten poststenotischen Gefäßabschnitte akut unterversorgt werden. Die durch Dipyridamol provozierte Ischämie erfolgt also nicht über eine Erhöhung des $O_2$-Bedarfs, sondern über eine Verminderung des $O_2$-Angebots. Die Veränderungen an Herzfrequenz und Blutdruck sind während der Untersuchung gering.

Vor der Untersuchung dürfen mindestens 24 Std. zuvor keine Xanthin-haltigen Getränke (Kaffee, Schwarztee, Cola) konsumiert werden, da Dipyridamol durch Aminophyllin antagonisiert werden kann.
*Kontraindikation:* obstruktive Lungenerkrankung.

**Auswertung:** Die wichtigste Befundung ist die *Wandbewegungsanalyse*. Wegen des subjektiven Faktors ist die Erfahrung des Untersuchers von fundamentaler Bedeutung:

- Ausmaß der systolischen Wandverdickung
- Einwärtsbewegung des Endokards
- Gesamtkontrationsmuster des linken Ventrikels.

Die Myokardischämie führt zu einer Aufhebung der systolischen myokardialen Wanddickenzunahme und zu segmentalen Kontraktionsstörungen: *Hypokinesie, Akinesie, Dyskinesie*. Die Wandbewegungsstörung erfolgt visuell oder anhand von Segmentmodellen semiquantitativ oder durch Computerprogramme quantitativ (bislang auf wissenschaftliche Fragestellungen beschränkt).

Es empfiehlt sich, nach der Beendigung der Untersuchung die aufgezeichneten Bildfolgen nochmals sorgfältig zu analysieren, um eine optimale diagnostische Beurteilung der Gesamtsituation zu erlangen.

**Komplikationen**: Bei der *dynamischen Streßechokardiographie* ist mit denselben Komplikationen wie beim Belastungs-EKG zu rechnen. *Pharmakologische Verfahren:*
*Allgemein:*

- zusätzlich zu den Abbruchkriterien für das Belastungs-EKG (Kap. 3.5.1.1): eindeutige Wandbewegungsstörungen in mehr als 2 Segmenten.

*Dobutamin und Arbutamin:*

- Herzrhythmusstörungen (ventrikuläre Tachykardien); *Antidot*: kurzwirksamer Betarezeptorenblocker, z. B. 1 mg Propranolol oder 50–100 mg Esmolol i. v.

- schwere Hypotonie (durch periphere Vasodilatation oder eine induzierte Obstruktion der linksventrikulären Ausflußbahn); *Therapie*: Volumengabe, notfalls Arterenol i. v.

**Dipyridamol:**
- Bronchospasmen; *Antidot*: 240 mg Aminophyllin i. v.

**Streßechokardiographie vs. Belastungs-EKG**: In sämtlichen Vergleichsstudien ist die Streßechokardiographie dem konventionellen Belastungs-EKG überlegen:

- Nach dem Konzept der (s. Abb. 1–4, Kap. 1.1.2) gehen Wandbewegungsstörungen des Myokards den EKG-Veränderungen voraus.
- Die koronare Eingefäßkrankheit, die im Belastungs-EKG meist nicht erkannt wird, wird mittels Streßechokardiographie genauso zuverlässig diagnostiziert wie eine Dreigefäßerkrankung.
- Topographische Zuordnung des Ischämieareals zu Koronararterie, was für interventionelle Eingriffe von fundamentaler Bedeutung ist.
- Veränderungen im Ruhe-EKG, die eine Auswertung des Belastungs-EKG erschweren oder verhindern (Linksschenkelblock, Digitalisimprägnation), spielen für die Beurteilung der Streßechokardiographie keine Rolle.

### 3.5.3 Radiologische und nuklearmedizinische Diagnostik

**Thoraxröntgen und Durchleuchtung:** Die konventionelle Röntgenuntersuchung bietet hinsichtlich der Koronarpathologie keine Hilfestellung. Dennoch gehören die Röntgenaufnahme des Thorax und die Durchleuchtung zur Basisuntersuchung. Dies hat zum einen differentialdiagnostische Ausschlußgründe (z. B. Lungenembolie), andererseits können Folgezustände der KHK (z. B. Herzgröße, Herzinsuffizienz oder ein Herzwandaneurysma nach Myokardinfarkt) erkannt werden.

Bei der *Durchleuchtung* kann man – insbesondere im seitlichen Strahlengang – verkalkte Ventrikelthromben oder Wandverkalkungen der proximalen Koronararterienanteile erkennen. Bei dem zuletzt genannten Befund ist in bis zu 50% mit hämodynamisch wirksamer Stenosen zu rechnen.

**Computertomographie:** Das Herz-CT erlaubt die Beurteilung von Folgezuständen der KHK (Aneurysma, intrakardiale Thromben). Ferner liefert sie mit hoher Sensitivität den Nachweis von Kalkeinlagerungen in Arterienwänden. Besonders in der *Spiraltechnik* sind sie im Bereich der zentralen Herzkranzgefäße und der thorakalen Aorta gut zu erkennen. Durch das gute räumliche und zeitliche Auflösungsvermögen können die Veränderungen exakt lokalisiert werden, die vollständige longitudinale Verlaufsanalyse eines Gefäßes ist bislang jedoch noch nicht möglich.

**Nuklearmedizinische Untersuchungen** ermöglichen auf nichtinvasive Weise eine regional differenzierte Funktionsdiagnostik. Hierbei macht man sich zunutze, daß die Verteilung radioaktiv markierter Tracer oder Pharmaka durch Messung ihrer gewebedurchdringenden Gammastrahlung von außen registriert werden kann. Ein wesentlicher Vorteil aller nuklearmedizinischen Verfahren ist die Möglichkeit, physiologische und pharmakologische Belastungsuntersuchungen durchzuführen. Für die KHK haben vor allem Myokardszintigraphie und Radionuklidventrikulographie Bedeutung erlangt.

**Myokardszintigraphie**: Radioaktiv markierte Flußtracer reichern sich entsprechend der Myokarddurchblutung in den Muskelzellen an.

Heute benutzte Tracer sind v. a. $^{201}$TlCl (Thalliumchlorid) und die $^{99m}$Tc-markierbaren Radiopharmazeutika Sestamibi ($^{99m}$Tc-MIBI) und Tetrofosmin ($^{99m}$Tc-Tetrofosmin). Das Prinzip der Myokardszintigraphie beruht darauf, daß der Körper die radioaktiv Tracer wie ein $K^+$-Ion behandelt. Über die $Na^+$-$K^+$-ATPase werden die radioaktiv markierten Substanzen rasch in die Muskelzellen aufgenommen. Da die Anreicherung über aktive Transportprozesse erfolgt, ist sie an das Vorhandensein vitaler Myozyten gebunden. Die Strahlungsaktivität der in die Zelle aufgenommenen Tracer kann auf nichtinvasive Weise von außen registriert werden.

*Indikationen:*

- Primärdiagnostik einer KHK, wenn alle sonstigen nichtinvasiven Methoden versagen (z. B. bei schlechter Beurteilbarkeit von Belastungs-EKG und Streßechokardiographie)
- vor der invasiven Diagnostik
- mehrdeutige angiographische Befunde oder Diskrepanz zwischen Klinik und Angiographie
- vor invasiver Therapie (z. B. PTCA oder Bypassoperation) und zur Verlaufskontrolle
- besondere Fragestellungen, z. B. zur Identifizierung von Stunned- und Hibernating-Myokard (Kap. 5.1.2) oder zur Lokalisation der hinsichtlich der hämodynamischen Auswirkungen führenden Stenose (sog. *culpit lesion*) bei bekannter KHK.

*Grenzen:* Kein Stenosenachweis oder -ausschluß. Sie kann jedoch deren hämodynamische Relevanz erfassen.

**Radionuklidventrikulographie (RNV):** Die RNV ermöglicht eine Beurteilung vor allem der linksventrikulären Funktion in Ruhe und unter Belastung. Sie liefert eine Analyse der Auswurffraktion und ist auch zur Bestimmung der absoluten Ventrikelvolumina geeignet. Erfaßt werden:

- enddiastolisches und endsystolisches Ventrikelvolumen
- Schlagvolumen, Herzzeitvolumen, Ejektionsfraktion
- Regurgitations- und Shuntfraktion
- regionale Herzwandkinetik.

Ein normales Ruhe- und Belastungs-RNV vermag hämodynamisch relevante Koronarstenosen auszuschließen. Pathologische Ergebnisse sind dagegen – da es sich um eine Funktionsdiagnostik handelt – weitgehend unspezifisch.

*Indikationen:* wie Belastungs-EKG und Streßechokardiographie. *2 Techniken*:
a) *First-pass-Technik*: lediglich die erste Passage des Radionuklids durch das Koronarsystem wird analysiert. Bildgewinnung < ½ Min.
b) *Äquilibrierungstechnik*: Aufzeichnung von Szintigrammen, die aus der Analyse mehrerer hundert kardialer Zyklen resultiert. Bildgewinnung: bis zu 10 Min., dafür können nach einmaliger radioaktiver Markierung des Blutes beliebig viele Messungen innerhalb mehrerer Stunden vorgenommen werden, was die statistische Sicherheit des Ergebnisses erheblich verbessert.

Die Bedeutung der RNV hat infolge der Verdrängung durch die Echokardiographie abgenommen. Ihr Stellenwert sollte jedoch aufgrund ihres Vorteils, vom Untersucher unabhängige Befunde liefern zu können, die auch quanifizierbar sind und daher insbesondere für Verlaufs- bzw. Therapiekontrollen geeignet sind, nicht unterschätzt werden.

**Positronen-Emissions-Tomographie (PET):** Die PET stellt eine noch relativ junge Methode zur Beurteilung des regionalen myokardialen Blutflusses sowie des Zellstoffwechsels der Myozyten dar. Noch spielt sie in der klinischen Routinediagnostik insbesondere wegen der hohen technischen Kosten (für die Nuklidproduktion ist ein Zyklotron erforderlich) und des personellen Aufwandes eine untergeordnete Rolle.

Zur Bestimmung des myokardialen Blutflusses werden in der PET die Radionuklide $^{13}$N-Ammoniak oder $^{82}$Rb (Rubidium) verwendet. Der zelluläre Kohlenhydratstoffwechsel wird mittels $^{18}$F-Flkuorodesoxyglucose (FDG) untersucht. Während einer Ischämie kann man ein ungleiches Verhalten zwischen dem Marker des Blutflusses und FDG beobachten. Da im ischämischen Myokard die Energiegewinnung der Zelle v. a. über den Glukosestoffwechsel erfolgt, ist in solchen Arealen mit einer über das normale Maß hinaus gehenden Anreicherung von FDG zu rechnen. Ebenso sind Bereiche von Stunned- oder Hibernating-Myokard zuverlässig zu erkennen

### 3.5.4 Invasive Diagnostik: Herzkatheter

Invasive Verfahren stehen am Ende der diagnostischen Maßnahmen. Klare Indikation und therapeutische Konsequenzen sind Voraussetzung. Die *Koronarangiographie* (s. u.) ist Referenzmethode. Sie kann als einzige Methode die Anatomie der Koronararterien sowie deren Veränderungen sicher, zuverlässig und reproduzierbar sichtbar machen. In den letzten Jahren gelang es, echokardiographische Methoden (insbesondere die Streßechokardiographie; Kap. 3.5.2.1) so weit zu optimieren, daß invasive Untersuchungen in bestimmten Fällen vermeidbar werden. Auch die Weiterentwicklung der MRT (Kap. 3.5.5) deutet mit der Erzeugung dreidimensionaler Bilder auf den Vormarsch der nichtinvasiven Methoden in der kardiologischen Diagnostik hin.

**Methoden:** Die Koronarangiographie findet am wachen Patienten nach Punktion der A. bzw. V. femoralis (Judkins-Technik) oder der A. brachialis bzw. der Kubitalvenen (Sones-Technik) statt. Anschließend wird der Herzkatheters nach der Seldinger-Methode eingeführt.

*Seldinger-Methode*: Nach perkutaner Punktion eines größeren peripheren Gefäßes wird durch die liegenbleibende Kanüle zunächst eine elastische Führungssonde (Drahtspirale) in das Gefäß eingeführt. Anschließend wird die Kanüle entfernt und unter Röntgenkontrolle ein röntgenpositiver Katheter über die Führungssonde in das Gefäßsystem vorgeschoben. Nach Entfernung der Führungssonde können dann über den Katheter verschiedene intraluminale Manipulationen unternommen werden (z. B. Einbringen von Kontrastmittel oder Druckmeßsonden).

**Vorbereitung:**

- Anamnese und klinische Untersuchung
- Labor ($Na^+$, $K^+$, Blutbild inkl. Blutgruppe, Gerinnungswerte)
- Voruntersuchungen: Thoraxröntgen, EKG in Ruhe und unter Belastung, (Streß-)Echokardiographie, nuklearmedizinische Untersuchungen
- Aufklärungsgespräch mit schriftliche Einwilligungserklärung
- Nahrungs- und Flüssigkeitskarenz ab 4 Std. vor der Untersuchung
- Prämedikation: 0,5 mg Atropin und 0,8–1,6 mg Glyceroltrinitrat sublingual.

*Was spürt der Patient bei einer Herzkatheteruntersuchung?*

- Punktion der Einstichstelle
- Eine Schmerzempfindung intravasal und intrakardial nicht zu erwarten. Analgetika bzw. sedierende Medikamente sind deshalb bei der Durchführung einer Herzkatheteruntersuchung in der Regel verzichtbar.

**Komplikationen:**

*Punktionsstelle*: Thromboembolie, Hämatom, Blutung, arteriovenöse Fistelbildung, Gefäßperforation, Gefäßspasmus

*Herz und herznahe Gefäße*: Herzrhythmusstörungen, Intima- bzw. Endokardläsionen; Klappenperforation, Kontrastmittelpenetration

*Koronararterien*: Perforation, Dissektion, Ablösung proximaler Thromben, Auslösung akuter Ischämien

*Sonstige*: Luftembolie, Kontrastmittelallergie.

Die Herzkatheteruntersuchung ist mit einer Letalität von 0,1% relativ komplikationsarm.

### 3.5.4.1 Koronarangiographie

**Definition:** Röntgenkontrastdarstellung der Koronararterien. Die Gefäßdarstellung erfolgt nach selektivem Zugang der rechten bzw. linken Herzkranzarterie und Injektion eines Kontrastmittels aus mehreren Projektionswinkeln unter Durchleuchtung bzw. Filmkontrolle: Gefäßverläufe werden erkannt, Stenosen oder Gefäßverschlüsse bewertet. Die Kenntnis der extramuralen Gefäßarchitektur ist Grundlage für eine rationale Therapie (konservativ, interventionell, operativ).

**Indikationen**: Tab. 3–3.

*Praxishinweis*: Jede manifeste Angina pectoris sollte koronarographiert werden, um die Behandlungsstrategie zu optimieren, sofern nicht gravierende Gründe dagegen sprechen: hohes Lebensalter, schwere Begleiterkrankungen, keine therapeutischen Konsequenzen.

*Welche Ziele hat die Koronarangiographie im Rahmen der KHK?*

- Visualisierung des Gefäßverlaufs
- Bestimmung des Versorgungstyps (Kap. 1.1, s. Tab. 5–2)
- Lokalisierung von Stenosen und Gefäßverschlüssen
- Beurteilung der Ventrikelfunktion (insbesondere linksventrikulär)
- Beurteilung von Therapieerfolgen (z. B. nach PTCA oder Bypass-Op.).

**Beurteilung:** Die Koronararterienstenosen werden lokalisiert und Segmenten des Koronarsystems (proximales, mittleres, distales Gefäßdrittel) zugeordnet. Standard ist die Einteilung nach der *American Heart Association*. Der Grad der Einengung wird vom Untersucher subjektiv eingeschätzt und als prozentuale Angabe im Verhältnis zum Normallumen angegeben. Über Computerprogramme gibt es jedoch auch die Möglichkeit, die Stenosen quantitativ zu vermessen und damit zu objektivieren. Über Score-Systeme, die jeder Stenose in Abhängigkeit vom Schweregrad und ihrer Länge bzw. Lokalisation eine bestimmte Punktzahl zuordnen, kann über das ermittelte Punktergebnis eine grobe Quantifizierung vorgenommen werden. Durch die digitale Übertragung ganzer Bildsequenzen auf externe Arbeitsplatzrechner sind sogar dreidimensionale Rekonstruktionen von Koronargefäßen möglich.

Tab. 3-3: Indikationen für die Koronarangiographie

| Bei bekannter KHK | Bei Verdacht auf KHK | Fakultative Indikation |
|---|---|---|
| • starke Angina pectoris trotz Medikation | • stabile Angina pectoris bei geringer Belastung (CCS III)<br>• instabile Angina pectoris | • nach Myokardinfarkt ohne Beschwerden |
| • nach Myokardinfarkt mit persistierenden oder neu aufgetretenen Beschwerden | • pathologisches Belastungs-EKG<br>• stummen Myokardischämien im 24-Stunden-EKG-Monitoring | • als Frühkoronarangiographie zur Überwachung einer Lysetherapie |
| • nach PTCA oder Bypass-Op. und persistierenden bzw. neu aufgetretenen Beschwerden | • unklare thorakale Schmerzen<br>• Kardiomegalie bzw. Herzinsuffizienz unklarer Ursache<br>• vor herzchirurgischen Eingriffen bei Patienten > 40 Jahre | • zur Kontrolle von Behandlungserfolgen bei nicht wieder aufgetretenen Beschwerden |
| • bei Verdacht auf Bypassverschluß | • höhergradige Herzrhythmusstörungen unklarer Genese | |

*Schließt eine normale Koronarangiographie eine KHK aus?*
In bis zu 20% finden sich bei KHK normale epikardiale Koronargefäße. Mögliche Ursachen: ausgeprägte Herzhypertrophie bei arterieller Hypertonie, Aortenvitien mit verminderter effektiver Auswurfleistung, hypertrophisch obstruktive Kardimyopathie (HOCM), seltener: Syndrom X (Kap. 3.6), isolierter Befall der kleinen intramuralen Gefäße (sog. small vessel disease) z. B. bei Diabetes mellitus.

### 3.5.4.2 Weitere Katheteruntersuchungen

**Die selektive linksventrikuläre Angiographie (LV-Angiographie)** gibt Informationen über Herzgröße, regionale bzw. globale Wandbewegungen und Mitral- und Aortenklappe. Sie wird vor einer Koronarangiographie durchgeführt. Mit ihrer Hilfe können nach Applikation eines jodhaltigen Kontrastmittels Aneurysmata der Herzwand ebenso identifiziert wie hypo-, dys- und akinetische Areale.

**Einschwemmkatheteruntersuchung:** Um einen Überblick über die Funktion des Herzens zu gewinnen, werden gelegentlich isoliert venöse Einschwemmkatheteruntersuchungen durchgeführt. Ihr diagnostischer Aussagewert im Hinblick auf eine KHK ist jedoch nicht höher einzustufen als die Ergebnisse des Belastungs-EKG bzw. der Sreßechokardiographie.

**Intravasaler Ultraschall (IVUS):** Während die konventionelle Koronarangiographie mit ihrer Kontrastmitteldarstellung gewissermaßen ein „Ausgußbild" des Gefäßinnenraums liefert, gelingt es mittels der noch relativ neuen Methode des IVUS in den Koronararterien, Informationen über den Zustand der Gefäßwand zu erhalten. Mit Hilfe der vom Schallkopf an der Katheterspitze gesendeten und empfangenen Signale kann man Intima, Media und Adventitia mit voneinander abgrenzen, aber auch arteriosklerotische Veränderungen analysieren sowie das Ausmaß einer Stenose objektivieren. Fibrotische Areale lassen sich zuverlässig von verkalkten oder Fetteinlagerungen unterscheiden. Auch die Differenzierung in lumennahe und medianahe Verkalkungen ist möglich und insbesondere im Hinblick auf die zu treffende therapeutische Maßnahme bedeutend (z. B. Rotablation bei lumennaher bzw. Ballondilatation bei medianaher Verkalkung). Bei angiographisch unauffälligen Koronararterien finden sich im IVUS häufig flache, lipidreiche Atherome (sog. *fatty streaks*; Kap. 2.2.1) als Ausdruck einer frühen Arteriosklerose.

Neue Techniken ermöglichen aus den intravaskulären Ultraschallbildern eine dreidimensionale Rekonstruktion der Koronararterien. Allerdings ist eine vollständige Beurteilung des Gefäßnetzes nicht möglich, da der Eindringtiefe des Katheters Grenzen gesetzt sind und poststenotische Gefäßabschnitte manchmal nicht beurteilt werden können. Die IVUS ergänzt also die konventionelle Koronarangiographie um wertvolle Informationen, kann sie aber letztlich nicht ersetzen.

Mittels der **intravasalen Doppler-Untersuchung** kann insbesondere die intrakoronare Flußgeschwindigkeit problemlos während der Katheterintervention bestimmt werden. Das Prinzip beruht darauf, aus dem Vergleich der Blutflußgeschwindigkeiten proximal und distal einer Stenose Rückschlüssen auf die hämodynamische Relevanz der Stenose zu erhalten. Auch zur Überprüfung des Erfolgs bestimmter therapeutischer Verfahren (z. B. Blutfluß vor und nach einer PTCA) läßt sich die intravasale Doppler-Untersuchung heranziehen.

**Intrakoronare Angioskopie** (bislang keine Routinemethode!): Trotz des kleinen Durchmessers (0,5 – 1,5 mm) liefern heutige Angioskope eine durchaus akzeptable Bildqualität. Das Hauptproblem der Angioskopie besteht darin, das undurchsichtige Blut zwischen Objekt (Gefäßinnenwand) und Linse für kurze Zeit durch ein durchsichtiges Medium zu ersetzen. Aus diesem Grund liegt auf der Außenhülle des Katheters ein Ballon, der vor der Koronararterie aufgeblasen wird, um nachfließendes Blut aus der Aorta abzublocken. Gleichzeitig wird durch den Katheter Ringer-Lösung in die Koronararterie injiziert, um freie Sicht auf die Gefäßwand zu erhalten. Während 30 – 60 Sek. können die intravasalen

Strukturen inspiziert werden. Anschließend muß der Blutweg wieder für angemessene Zeit freigegeben werden, um eine Ischämie zu vermeiden.

Die Angioskopie hat sehr zum Verständnis der Pathophysiologie der instabilen Angina pectoris beigetragen. Mit ihrer Hilfe konnte nachgewiesen werden, daß fast immer intraluminale Thromben vorhanden sind, die koronarangiographisch nicht erkennbar waren. Daher ist die zur Einleitung einer Therapie notwendige Verifizierung vermuteter intrakoronarer Thromben die zur Zeit wichtigste klinische Indikation für die Durchführung einer Angioskopie.

### 3.5.5 Magnetresonanzangiographie

Interessante Zukunftsperspektiven eröffnen sich für die dreidimensionale Darstellung über Magnetresonanzsysteme. Mit Hilfe einer *3D-echoplanar* genannten Darstellung lassen sich z. T. die proximale Abschnitte des Koronarsystems gut rekonstruieren. Die Bildauflösung für den gesamten Gefäßbaum ist zwar insgesamt noch unbefriedigend, für die zentralen Gefäßabschnitte liegen jedoch schon klinisch gut verwendbare Ergebnisse vor.

Als Alternative zur konventionellen Koronarangiographie erlaubt die in Entwicklung befindliche Magnetresonanzangiographie die nichtinvasive Darstellung und Messung von Flußprofilen in den Koronararterien und könnte bei entsprechend weiterer Verbesserung die kardiologische Diagnostik der Zukunft erheblich bereichern.

## 3.6 Differentialdiagnosen

**Übersicht:** Die Differentialdiagnose der Angina pectoris ist vielgestaltig und umfaßt zahlreiche funktionelle und organische Erkrankungen im Thorax- und oberen Abdominalbereich (Tab. 3–4).

**Funktionelle Beschwerden** im Sinne einer *psychovegetativen Dysregulation* sind insbesondere bei jüngeren Patienten häufig anzutreffen. Sie machen nach Schätzungen bis zu 20% der in der kardiologischen Praxis vorgestellten Patienten aus. Erheblichen Leidensdruck können begleitende *Panikattacken* bereiten, bei denen das Empfinden starker präkordialer Schmerzen ein panisches Gefühl vitaler Bedrohung auslösen kann. Eine Differenzierung zur echten Angina pectoris gelingt oft schon durch die genauere Charakterisierung des Schmerzsymptomatik. Vegetative Beschwerden treten häufig ohne erkennbaren Auslöser auf. Sie sind in der Regel unabhängig von körperlicher Belastung, oft bessern sie sich unter sportlicher Betätigung. Die Dauer der Beschwerden beträgt häufig mehr

**Tab. 3-4:** Differentialdiagnose der Angina pectoris

| | |
|---|---|
| Vegetative Erkrankungen | • funktionelle Herzbeschwerden |
| | • psychovegetative Dysregulation |
| Kardiovaskuläre Erkrankungen | • Perikarditis |
| | • Myokarditis |
| | • Aortendissektion |
| | • Kardiomyopathie |
| | • Aortenklappenstenose |
| | • Syndrom X |
| Pulmonale Erkrankungen | • Lungenembolie |
| | • Pleuritis sicca |
| | • Pneumothorax |
| | • Pneumonie |
| | • Pleuratumoren |
| | • Mediastinaltumoren |
| | • Bornholmer Krankheit |
| Gastrointestinale Erkrankungen | • Refluxösophagitis |
| | • Hiatushernie |
| | • Ösophagusspasmus |
| | • Ösophagusruptur |
| | • peptisches Ulkus |
| | • Pankreatitis |
| | • Cholezystitis |
| | • Cholangitis |
| | • subdiaphragmaler Abszeß |
| Nerven- und Skeletterkrankungen | • HWS- und BWS-Syndrom |
| | • Interkostalneuralgie |
| | • Herpes zoster |
| | • Myalgien |
| | • Myositis |
| | • Tietze-Syndrom |

als 1 Stunde, was für die Angina pectoris absolut untypisch ist. Sie treten eher beim Einschlafen auf als am frühen Morgen und reagieren nicht oder nur sehr verzögert auf Nitroglyzerin. Der Schmerz wird meist als stechend charakterisiert und umschrieben im Bereich der Herzspitze lokalisiert.

*Praxishinweis* Ein Nitroeffekt nach mehr als 5 Min. oder gar nach 30 Min. hat nichts mit dem Kupieren einer Angina pectoris zu tun!

**Atem- und Lageabhängigkeit** der Schmerzen lassen eher an eine Pleura- oder Perikardbeteiligung denken, können aber auch auf eine Hiatushernie hinweisen.

**Nerven- und Skeletterkrankungen** (v. a. HWS- und BWS-Syndrome) können, insbesondere wenn sie mit einer entzündlichen Komponente einhergehen, den pektanginösen Beschwerden sehr ähnliche, in den Thoraxbereich ausstrahlende Symptome verursachen. Andererseits werden nicht selten kardiale Beschwerden fälschlicherweise auf einen Wirbelsäulenschaden bezogen, so daß die Patienten zunächst einen Orthopäden aufsuchen oder sich primär physiotherapeurtisch behandeln lassen.

Schmerzen im Zusammenhang mit der **Nahrungsaufnahme** deuten auf eine gastrointestinale Genese hin, wobei Erkrankungen aus dem unteren Abdominalbereich als Differentialdiagnose zur Angina pectoris praktisch ausscheiden.

Das **Syndrom X** ist gekennzeichnet durch eine Angina pectoris und objektivierbare Ischämie im Belastungs-EKG oder bei der Thalliumszintigraphie. Das Koronarangiogramm ist jedoch unauffällig. Man findet eine eingeschränkte Koronarreserve bei normaler linksventrikulärer Funktion. Die Ursache dieses Phänomens ist bislang ungeklärt, die Prognose dieser Patienten ist aber gut und unterscheidet sich nicht von der Normalbevölkerung.

# 4 Therapie der KHK

**Spontanverlauf der KHK:** Die Prognose der KHK hängt vom *Ausmaß der Koronarsklerose* und davon ab, welche der *Herzkranzgefäße* betroffen sind. Ein weiterer Faktor ist die *linksventrikuläre Funktion.* Bei *Eingefäßerkrankungen* beträgt die Mortalität innerhalb von 5 Jahren 10–20%, wobei der proximale Befall des RIVA den größten Anteil trägt. Bei *Zweigefäßerkrankungen* steigt die Mortalität auf 40%. Wenn alle *3 Koronargefäße* betroffen sind, überleben nur 50% die kommenden 5 Jahre. Besonders ungünstig ist eine *Hauptstammstenose*, bei der die jährliche Sterberate mindestens 10% beträgt.

Neben dem Ausmaß der KHK sind Zusatzfaktoren wie frühere Myokardinfarkt, reduzierte Auswurfleistung, vergrößertes enddiastolisches Volumen, arterielle Hypertonie und Nikotinabusus von negativ prädiktivem Wert.

## 4.1 Konservative Therapie

### 4.1.1 Allgemeinmaßnahmen

**Behandlungsgrundlage** ist, die Progredienz der Arteriosklerose zu verzögern oder zu verhindern. Liegen bereits pektanginöse Beschwerden vor, muß zwischen *stabiler* oder *instabiler Angina pectoris* differenziert werden.

**Risikofaktoren:** Der erste Schritt liegt in der Identifizierung und Korrektur von *Risikofaktoren* (Kap. 3.1):

**Dyslipoproteinämie:** Alle Patienten, aber insbesondere jüngere mit stabiler Angina pectoris und einer Erhöhung des Gesamtcholesterins oder des LDL-Cholesterins profitieren von der Normalisierung der Blutfettwerte:

- *Konsequente Diät:* energiereduzierte lipidsenkende Basiskost (Kap. 4.1.2.2)
- *Lipidsenker* (Kap. 4.1.3.5).

*Lipidsenkung* verzögert die Progression der Arteriosklerose (koronarangiographisch festgestellt), in einzelnen Fällen wird eine Regression der arterisklerotischen Plaques beschrieben. Die Inzidenz von akuten Komplikationen (Myokardinfarkt, plötzlicher Herztod) sinkt signifikant.

Umstritten bleibt die medikamentöse Behandlung mit Lipidsenkern bei älteren Patienten, die nicht mehr behandelt werden sollten, wenn sie das 70. Lebensjahr überschritten haben.

**Zigarettenrauchen**: Ehemalige Raucher haben nach wenigen Jahren ein vergleichbares Infarktrisiko wie Personen, die nie geraucht haben (sofern keine weiteren Risikofaktoren vorliegen).
Nikotin wirkt vasokonstrikorisch und steigert die Ischämie. Darüber hinaus scheint die Wirkung antiischämischer Medikamente (Betarezeptorenblocker und Calciumantagonisten) abgeschwächt zu werden.

**Hypertonie:** Der chronische Bluthochdruck verursacht eine Myokardhypertrophie. Diese verlängert die kapilläre Diffussionsstrecke, woraus eine Unterversorgung der Muskelzellen resultiert (kritische Herzgewicht: 500 g), außerdem bewirkt der erhöhte intramurale Druck eine verringerte diastolische Koronarperfusion, wodurch die Koronarreserve eingeschränkt wird.

**Übergewicht:** Kap. 4.2.2.1.

**Lebensgewohnheiten** ändern:

- Vermeiden von Situationen, die pektanginöse Beschwerden provozieren
- maßvolle Mahlzeiten, evtl. Umstellung auf häufigere Mahlzeiten pro Tag
- Vermeiden starker Temperaturschwankungen
- Vorsicht bei Aufenthalten in Hochlagen (> 3.000 m) wegen geringerem $O_2$-Gehalt der Luft
- Überdenken der beruflichen Situation im Hinblick auf möglichen Streßabbau
- Aufnahme wohldosierter körperlicher Belastung (z. B. in einer Koronarsportgruppe); führt neben einer verbesserten $O_2$-Versorgung des Myokards zur Steigerung des subjektiven Wohlbefindens und des Selbstwertgefühls.

### 4.1.2 Ernährung

Die hochkalorische und fettreiche Kost mit hohem Anteil an gesättigten Fettsäuren fördert die Risikofaktoren *Übergewicht* und *Dyslipidämie*, indirekt auch *Hypertonie* und *Diabetes mellitus*.

#### 4.1.2.1 Gewichtsnormalisierung

**Gewichtsreduktion** normalisiert meist auch die Triglyzeride, vermindert das LDL-Cholesterin, läßt das HDL-Cholesterin ansteigen. Nach Empfehlungen der Europäischen Atherosklerose Gesellschaft ist ein Zielgewicht wünschenswert, das einem BMI < 25 kg/m$^2$ (Kap. 3.1.3) entspricht. Die optimale Reduktionsrate beträgt 0,5–1 kg/Woche, was einem täglichen Energiedefizit von 1.000–1.500 kcal entspricht. Als Reduktionskost bietet sich insbesondere bei begleitender Dyslipidämie eine *energiereduzierte lipidsenkende Mischkost* (Kap. 4.1.2.2) an.

Nach einer Faustformel kann der Energieverbrauch auf 25–40 kcal/kg KG täglich angesetzt werden. Um eine langfristige Gewichtsabnahme zu erzielen, muß die Kalorienaufnahme den Energieverbrauch um mindestens 1/3 unterschreiten. Eine andere Faustregel beziffert die adäquate Kalorienzufuhr eines Abnahmewilligen mittels folgender Formel: [Körpergewicht (in kg) × 22 kcal] – 1000.

### 4.1.2.2 Energiereduzierende lipidsenkende Basiskost, Vitamine, Kaffee, Alkohol

**Grundsatz I:** Verminderung der *Fettzufuhr* auf max. 30% der Nahrungsenergie durch Reduzierung der gesättigten Fettsäuren auf max. 10%! Unter allen Nahrungsfaktoren üben die gesättigten Fettsäuren die ausgeprägteste cholesterinerhöhende Wirkung aus. Dabei ist der Anstieg des LDL-Cholesterins propotional höher als der des HDL-Cholesterins (außer Talinolol).

*Quellen gesättigter Fettsäuren* sind: tierische Fette (Fleisch, Wurst, Speck), fette tierische Lebensmittel (Vollmilch, Sahne, Butter, Schmalz, fettreicher Käse), Kokosfett.

Unter den tierischen Lebensmitteln bildet Fisch eine Ausnahme: *Magerfische* (z. B. Kabeljau, Scholle, Seelachs) enthalten nur wenig Fett, auch *Fettfische* (z. B. Hering, Makrele, Lachs, Thunfisch, nicht jedoch Aal) sind arm an gesättigten Fettsäuren (aber reich an ungesättigten n-3-Fettsäuren).

Fettarme Zubereitungsmethoden (z. B. Dünsten, Garen oder Grillen in Folie) helfen, Fette zu sparen.

**Grundsatz II:** Reduzierung von *Transfettsäuren*!

Ungesättigte Fettsäuren haben eine cis-Konfiguration. Transfettsäuren (einfach ungesättigte *Elaidinsäure*) kommen in der Natur nur in geringen Mengen vor, sie entstehen in höheren Konzentrationen v. a. bei Hydrogenisierungsprozessen (chemischen Fettherstellung). Während für ungesättigte Cis-Fettsäuren ein cholesterinsenkender Effekt nachgewiesen wurde, führen die Transfettsäuren bei überhöhter Zufuhr (30–40 g/d) zu einem Anstieg des Gesamt- und LDL-Cholesterins sowie zu einer Senkung des HDL-Cholesterins.

Es reicht für eine wirksame antiatherogene Ernährung also nicht aus, den Gehalt an gesättigten Fettsäuren zu senken, zusätzlich muß der Anteil der Transfettsäuren berücksichtigt werden. Einen hohen Anteil an Transfettsäuren weisen v. a. folgende Produkte auf: chemisch Fette (z. B. Margarine), Sojabohnenöl, viele sog. „Fast-food-Produkte" (z. B. gegrillte Hähnchen), durch Hydrogenisierungsprozesse hergestellte Nahrungsmittel (z. B. fertige Salatsaucen, Cocktailsaucen).

**Grundsatz III:** Einfach und *mehrfach ungesättigten Fettsäuren* an der Nahrungsenergie auf 10–15% *Monoensäuren* und 7–10% *Polyensäuren* steigern!

*Monoensäuren* mit ihrem wichtigsten Vertreter, der *Ölsäure*, senken das Gesamt- und LDL-Cholesterin signifikant. HDL-Cholesterin und Triglyzeride bleiben unbeeinflußt, bei Patienten mit Hypertriglyzeridämie ist sogar ein günstiger Effekt mit Senkung der Triglyzeride beobachtet worden.

*Polyensäuren* kommen überwiegend in pflanzlichen Ölen vor. Je nachdem, ob die erste Doppelbindung vom Methylende her gesehen am dritten oder sechsten C-Atom beginnt, unterscheidet man n-3- und n-6-Fettsäuren.

Die vorherrschende n-6-Fettsäure ist die zweifach ungesättigte *Linolsäure*, in geringeren Mengen auch die dreifach ungesättigte *Linolensäure* bzw. die vierfach ungesättigte *Arachidonsäure*. Die wichtigsten n-3-Fettsäuren sind die im Öl von Kaltwasserfischen vorkommenden *Eicosapentaensäure* (fünffach ungesättigt) sowie *Docosahexaensäure* (sechsfach ungesättigt). Durch Anreicheung der Kost mit n-3- Fettsäuren läßt sich einerseits bei Hypertriglyzeridämie die Konzentration der VLDL-Triglyzeride signifikant senken. Auf der anderen Seite konnten weitere kardioprotektive Effekte der n-3-Fettsäuren festgestellt werden:

- Hemmung entzündlicher Prozesse, verringerte Thromboseneigung
- Verminderung der Plättchenadhäsion und -aggregation.

Ein Effekt auf den Cholesteringehalt läßt sich unter Normalbedingungen nicht beobachten. Bei Hyperlipämie kann es jedoch zu einem unerwünschten LDL-Anstieg bzw. bei hoher Zufuhr von n-3-Fettsäuren (über 15–30 g/Tag) zu einer HDL-Senkung kommen.

**Grundsatz IV:** Komplexe Kohlenhydrate auf 50–60% der Nahrungsenergie steigern!

Werden gesättigte Fettsäuren reduziert und statt dessen der Kohlenhydratgehalt der Kost erhöht, sinken Gesamt- und LDL-Cholesterin. Das HDL-Cholesterin sinkt weniger stark, so daß sich der atherogene Index (Kap. 3.1.1) dennoch insgesamt verbessert. Auf der anderen Seite kommt es zu einer Erhöhung der VLDL-Triglyzeridkonzentration, die oft jedoch nur passager besteht.

Komplexe Kohlenhydrate unterscheiden sich von den Mono- und Disacchariden und sind z. B. *Polysaccharide* aus Getreide, Gemüse, Kartoffeln oder Hülsenfrüchten, die gleichzeitig mit einen hohen Anteil an Balaststoffen versehen sind.

**Grundsatz V:** *Balaststoffen* auf 35% der Nahrungsenergie steigern!

*Ballaststoffe* sind organische Bestandteile pflanzlicher Nahrungsmittel, die von den Enzymen des Organismus nicht verwertet werden, also unverdaulich sind. *Zellulose, Pektin, Lignin* senken das Gesamt- und LDL-Cholesterin unter gleichzeitiger Verminderung der Fettaufnahme. Eine ballaststoffreiche Mischkost mit Getreidevollkornprodukten, Gemüse (v. a. Hülsenfrüchte, Kohl, Kartoffeln) und Obst (v. a. Äpfel, Birnen, Beerenfrüchte) ist isolierten Ballaststoffzusätzen vorzuziehen und bedeutet, daß damit auch die gewünschte Aufnahme an komplexen Kohlenhydraten erreicht wird.

**Grundsatz VI:** *Cholesteringehalt* der Kost auf < 300 mg/Tag reduzieren!

Das Nahrungscholesterin hat nur einen geringen Einfluß auf die Höhe des Serumcholesterins. Cholesterinreich sind Eier, Innereien, Schalen- und Krustentiere.

Es hat sich in der Praxis bewährt, die Cholesterinaufnahme zu beschränken, da die meisten Lebensmittel mit hohem Cholesteringehalt einen hohen Anteil gesättigter Fettsäuren aufweisen.

**Vitamine**: Die antioxidative (kardioprotektive) Wirkung beruht auf der Eigenschaft, freie Radikale abzufangen, die wiederum bei der Überführung von LDL in ox-LDL eine Rolle spielen. Unter der in Kap. 4.1.2.1 beschriebenen lipidsenkenden Basiskost mit vorwiegendem Verzehr von Getreidevollkornprodukten, Gemüse und Obst scheint nach heutigem Kenntnisstand eine ausreichende Zufuhr der antioxidativ wirkenden Vit. C und Betacarotin gewährleistet zu sein. Für eine Supplementierung fehlt die wissenschaftliche Grundlage.

Vit. E scheint hier eine Ausnahme darzustellen. Es beginnt sich abzuzeichnen, daß Vit. E mit seiner antioxidativen Wirkung in der Primär- und Sekundärprophylaxe der KHK und des Myokardinfarkts als wirksam eingestuft werden kann. Vit. E ist ein Sammelbegriff verschiedener in der Natur vorkommender Tocopherole und Tocotrienole. Alpha-Tocopherol verfügt über die höchste biologische Wirksamkeit, dementsprechend sind heute Alpha-Tocopherole und deren Ester in natürlicher (D-Alpha-Tocopherol) und vollsynthetischer Form (DL- Alpha-Tocopherol) handelsüblich. Vit. E gilt als das wichtigste lipophile Antioxidans des Körpers. Nennenswerte Mengen finden sich in Samenölen

(Weizenkeimöl, Sonnenblumenöl, Olivenöl) und in geringeren Mengen im Gemüse (v. a. Gertreidekeimlinge). Nach Empfehlungen der Deutschen Gesellschaft für Ernährung (DGE) sollte die tägliche Vit.-E-Aufnahme bei 12 mg/Tag liegen. Eine Supplementierung mit der 100fachen Menge führt lediglich zu einem 2- bis 4fachen Anstieg des Alpha-Tocopherols im Plasma. Auch mehrjährige Gaben von Alpha-Tocopherol von 600–1000 mg/d führten bislang zu keinen Nebeneffekten. Gesicherte Daten fehlen, so daß eine Empfehlung für eine routinemäßige Vit.-E-Supplementierung nicht möglich ist. Sicher empfohlen werden zur Prophylaxe einer KHK kann dagegen der Verzehr einer Vit.-E-reichen Nahrung.

**Alkohol**: Trotz der Hinweise auf eine Erhöhung des HDL-Cholesterins unter geringem und regelmäßigem Alkoholkonsum kann im Hinblick auf das lückenhafte Wissen und die bekannten Gesundheitsgefahren eine Empfehlung zum Alkoholkonsum bis heute nicht ausgesprochen werden.

**Kaffee**: Die Zusammenhänge zwischen Kaffeekonsum und KHK sind widersprüchlich. In einigen Studien wurde unter regelmäßigem Kaffeekonsum ein Anstieg der Cholesterinwerte beobachtet, der jedoch nicht in Korrelation zum Koffeingehalt stand, sondern davon abhing, daß ungefilterter (d. h. gekochter) Kaffee getrunken wurde. Eine Verhaltensempfehlung läßt sich nicht ableiten.

### 4.1.3 Medikamente

#### 4.1.3.1 Akuter Angina-pectoris-Anfall

**Erstmaßnahmen:**

- *Bettruhe* (halbsitzende Position), evtl. *Sedierung*: 2–5 mg Diazepam p. o. oder i. v.
- *Antianginosa*: 0,8 mg Nitroglyzerin sublingual (= 2 Sprühstöße oder 1 Zerbeißkapsel); anschließend über Perfusor (50 mg Nitroglyzerin auf 50 ml 0,9%ige NaCl-Lösung; 1–6 ml/h); *cave*: Blutdruckabfall (RR-Messung mindestens alle 30 Min.)
- *Antikoagulation*: 5.000–10.000 I. E. Heparin als Bolus i. v., anschließend über Perfusor (10.000 I. E. auf 50 ml 0,9 %ige NaCl-Lösung; 5 ml/h = 1.000 I. E./h)
- $O_2$ über Nasensonde
- Wirkung abwarten und dokumentieren
- *EKG*, *Blutabnahme* zur Bestimmung der Herzenzyme
- evtl. 10 mg *Nifedipin* bei initialem Therapieversagen
- *Intensivstation* bei fortbestehender nitrorefraktärer Symptomatik
- *cave*: i. m.-Injektionen sind unbedingt zu vermeiden!

#### 4.1.3.2 Stabile Angina pectoris, stumme Myokardischämie

**Behandlungsziele** sind:

1. Mißverhältnis zwischen $O_2$-Bedarf und $O_2$-Angebot verbessern
2. Thromben in arteriosklerotischen Plaques verhindern (*Thrombozytenaggregationshemmer*, Kap. 4.2.3.4).

Die **Koronarinsuffizienz** wird behandelt mit *Nitraten* (und verwandten Vasodilatatoren), *Betarezeptorenblockern, Calciumantagonisten.*

**Nitrate** sind Grundlage der Behandlung, besonders bei *Angina pectoris* mit *Herzinsuffizienz.* Bei günstigen Therapiekosten ist die Komplikations- und Nebenwirkungsrate gering.

**Betarezeptorenblocker** sind Mittel der Wahl bei *Angina pectoris* und hoher sympathoadrenerger Stimulation: *Tachykardie, Hypertonie.*

**Calciumantagonisten** sind Mittel der Wahl bei *Angina pectoris* mit vasospastischer Komponente (*Prinzmetal-Angina*) oder *supraventrikulärer Tachykardie* oder arterieller *Hypertonie.*

**Kombinationstherapie:** Initial gebührt der Monotherapie der Vorzug. Therapieversager rechtfertigen eine Kombination mit synergistischen Effekten unter Minimierung von Nebenwirkungen:

1. *Nitrate + Betarezeptorenblocker*:
   - synergistische Senkung des myokardialen $O_2$-Verbrauchs
   - Herzfrequenzsenkung (und Senkung des HMV) der Betarezeptorenblocker wird durch die frequenzsteigernde Nitrate ausgeglichen

   *Kontraindikation*: ausgeprägte Sinusbradykardie, AV-Überleitungsstörungen, periphere arterielle Verschlußkrankheit, schwerer Diabetes mellitus.

2. *Nitrate + Calciumantagonisten*:
   - snyergistische Effekte durch Vorlast- (Nitrate) und Nachlastsenkung (Calciumantagonisten)
   - beide besitzen eine direkte vasodilatierende Wirkung
   - Nitrate und negativ chronotrop wirkende Calciumantagonisten (Phenylalkylamine, Diltiazem);
   - empfehlenswerte Kombination bei bestehenden Kontraindikationen gegen Betarezeptorenblockern (z. B. bei obstruktiven Ventilationsstörungen, peripherer arterieller Verschlußkrankheit, Diabetes mellitus).

*Kontraindikation*: ausgeprägte Sinusbradykardie, AV-Überleitungsstörungen, beim Nifedipin-Typ droht eine Reflextachykardie.

1. *Betarezeptorenblocker + Calciumantagonisten*:
   - Ausgleich des initial erhöhten peripheren Widerstands bei Betarezeptorenblockern durch die Vasodilatation der Calciumantagonisten
   - Frequenzsteigerung der Calciumantagonisten wird durch -senkung der Betarezeptorenblocker ausgeglichen
   - Betarezeptorenblocker und Calciumantagonisten vom Nifedipin-Typ.

*Kontraindikation:* verminderte linksventrikuläre Funktion, Herzinsuffizienz, beim Verapamil-Typ und Diltiazem potenziert sich die Gefahr von Bradyarrhythmien und AV-Überleitungsstörungen.

2. *Nitrate + Betarezeptorenblocker + Calciumantagonisten* bei *schwerer Angina pectoris*:
   - Erste Priorität: Nitrate + Betarezeptorenblocker + Calciumantagonisten (Dihydropyridine)
   - Zweite Priorität: Nitrate + Betarezeptorenblocker + Calciumantagonisten (Phenylalkylamine bzw. Benzothiazepine).

*Praxishinweis:* Medikamentöse Therapieversager werden unter Berücksichtigung von Lebensalter und Begleitkrankheiten koronarographiert (Kap. 3.5.4.1) und ggf. interventionell (PTCA) oder operativ (Bypass) behandelt.

**Substanzgruppen:**

**I. Nitrate und verwandte Vasodilatatoren**

*Substanzen, -gruppen*: Nitroglyzerin (Glyceroltrinitrat), Amylnitrat, Isosobitdinitrat und Isosorbit-5'-Mononitrat, Molsidomin.

*Wirkungen, Wirkungsmechanismen*:

- Senkung der Vor- und Nachlast durch Vasodilatation (Arterien, Venen) über Freisetzung von Stickoxid (NO) und intrazelluläre Erhöhung von cGMP in den Myozyten der Koronararterien
- Abnahme der enddiastolischen Ventrikeldrucke und -volumina
- Verminderung der myokardialen Wandspannung und Reduktion des myokardialen $O_2$-Verbrauchs
- Dilatation stenotischer Gefäßabschnitte (da es sich meist um exzentrische Stenosen mit Anteilen normal funktionierender Myozyten handelt)
- Verbesserung der Kollateralperfusion (wahrscheinlich).

**Tab. 4-1:** Dosierung und Pharmakokinetik von Nitraten und verwandten Vasodilatatoren

| Substanz | Dosierung Akute Angina pectoris | Dosierung Angina-pectoris-Prophylaxe | Wirkungs-eintritt | Wirk-dauer | Toleranz-entwick-lung |
|---|---|---|---|---|---|
| Amylnitrat | 0,1–0,3 ml | – | 10–15 s | 5–10 min | + |
| Nitroglyzerin | 0,2–0,8 mg | 10–60 mg/d | 1–2 min | 30–60 min | + |
| Isosorbiddinitrat | 5–40 mg | 40–360 mg/d | 30 min | 2–4 h | + |
| Isosorbitmonontrat | – | 40–180 mg/d | 30–60 min | 6–8 h | + |
| Molsidomin | – | 6–16 mg/d | 30 min | 2–4 h | – |

*Indikationen*:

- akute Angina pectoris (Mittel der Wahl: Nitroglyzerin)
- Prävention pektanginöser Beschwerden
- als Prophylaxe vor Situationen, die eine Angina pectoris hervorrufen
- chronische Herzinsuffizienz.

*Pharmakologische Hinweise*:

- Nitrate unterscheiden sich in Wirkbeginn und -dauer
- Perlingual (Spray oder Zerbeißkapsel) werden wegen des fehlenden „First-pass-Effektes" rasch wirksame Plasmaspiegel aufgebaut, die für 30–60 Min. einen antianginösen Schutz bieten.

*Dosierung*: Tab. 4–1.

*Applikationsformen*: Spray (Nitroglyzerin), Zerbeißkapsel (Nitroglyzerin), Retard-Kapseln, Pflaster, Tabl., Ampullen zur i. v.-Injektion

*Nebenwirkungen, Interaktionen*:

- Kopfschmerzen, Hitzegefühl, Gesichtsrötung
- orthostatische Dysregulation
- Hypotension (bei bestehender Hypovolämie bzw. zusätzlicher antihypertensiver Thererapie; daher Vorsicht bei älteren Patienten, insbesondere unter Diuretika!)
- N-Acetylcystein, Alkohol verstärken die Gefäßdilatation
- selten: Nitratsynkopen, Methämoglobinämie oder Verwirrtheit (v. a. bei älteren Patienten).

*Praktische Anwendung*:

- Der antianginöse Effekt ist im Stehen oder Sitzen ausgeprägter als bei Flachlagerung (Verminderung des venösen Rückstroms bei orthograder Körperhaltung durch Dilatation der venösen Kapazitätsgefäße)

- Wiederholte Applikationen in 5minütigen Abständen (jedoch nicht mehr als 1,2 mg innerhalb von 15 Min., da es sonst zum Blutdruckabfall mit weiterer Minderperfusion der Koronararterien kommen kann)
- Nach längerdauernder Anwendung schrittweises Absetzen (sonst drohende Angina-pectoris-Anfälle)
- Tabletten und Kapseln dürfen nicht lichtexponiert aufbewahrt werden
- In Schwangerschaft und Stillzeit nicht anwenden
- Überwachung bei eingeschränkter Leber- bzw. Nierenfunktion, möglichst niedrige Dosierung.

*Toleranz*: Es kommt seltener zur Toleranz, wenn Nitrate bei längerdauernder Anwendung nur morgens und nachmittags verabreicht werden. Allerdings kann es unter diesem Regime zu Lücken im antianginösen Schutz kommen. Als Alternative bietet sich *Molsidomin* an, bei dem bislang keine Toleranzentwicklung beobachtet wurde.

**II. Betarezeptorenblocker (B.)**

*Substanzen, -gruppen* (Tab. 4–2): B. leiten sich hauptsächlich vom Isoproterenol ab.

*Einteilung* (Tab. 4–2):

a) *Kardioselektive B.* (auch beta-1-selektive B.) hemmen nur Beta-1-Rezeptoren

b) *B. mit ISA* (intrinsischer sympathomimetischer Aktivität) besitzen eine schwache, partiell agonistische Wirkung auf die betaadrenergen Rezeptoren, wodurch Herzfrequenz und Kontraktilität in Ruhe nicht beeinflußt werden. Lediglich bei hohen Katecholaminspiegeln setzt die hemmende Wirkung ein.

*Wirkungen, Wirkungsmechanismen*:

- Kompetitive Hemmung endogener Katecholamine (z. B. Adrenalin) an den betaadrenergen Rezeptoren
- Ökonomisierung der Herzarbeit und Senkung des myokardialen $O_2$-Verbrauchs durch Hemmung der Beta-1-Rezeptoren:
  - Abfall der Herzfrequenz (negativ chronotroper Effekt)
  - Verzögerung der AV-Überleitung (negativ dromotroper Effekt)
  - Abnahme der muskulären Kontraktilität (negativ inotroper Effekt)
  - Abnahme der Erregbarkeit des Myokards (negativ bathmotroper Effekt).
- Hemmung der Beta-2-Rezeptoren:
  - indirekt bronchokonstriktorischer Effekt durch Hemmung der beta-2-vermittelten Bronchodilatation
  - indirekt vasokonstriktorischer Effekt durch Hemmung der beta-2-vermittelten peripheren Vasodilatation
  - antidiabetogener Effekt durch Hemmung der Glykogenolyse
  - Verminderung der renalen Reninfreisetzung
- Anhebung der Angimaschwelle

Tab. 4-2: Eigenschaften und Dosierung von Betarezeptorenblockern

| Substanz | Orale Initialdosis | Erhaltungsdosis | $\beta_1$-Spezifität | ISA | Lipidlöslichkeit | HWZ |
|---|---|---|---|---|---|---|
| Propranolol | 20–80 mg/d | 480 mg/d | – | – | ++ | 3–6 Std. |
| Metoprolol | 50–100 mg/d | 200–400 mg/d | + | – | + | 3–6 Std. |
| Atenolol | 25–50 mg/d | 200 mg/d | + | – | – | 6–9 Std. |
| Acebutolol | 200–400 mg/d | 800–1200 mg/d | + | + | – | 7–13 Std. |
| Bisoprolol | 2,5–5 mg/d | 20 mg/d | + | – | ++ | 10–12 Std. |
| Sotalol | 40–80 mg/d | 480–640 mg/d | – | – | – | 7–18 Std. |
| Pindolol | 5–15 mg/d | 40–60 mg/d | – | + | + | 3–4 Std. |
| Penbutolol | 20–40 mg/d | 80 mg/d | – | + | ++ | 27 Std. |
| Talinolol | 50 mg/d | 100–300 mg/d | + | – | – | 10–12 Std. |
| Esmolol | 25–50 µg/kg KG pro Minute | 300 µg/kg KG pro Minute | + | – | nur i. v. | 0,15 Std. (9 Min.) |

- Verminderung der Anzahl und Dauer von ST-Streckensenkungen im EKG
- Verminderung stummer Ischämien
- Manche B. besitzen zusätzliche Wirkungen, Betarezeptorblockade bei Labetalol oder Carvedilol (daher besonders geeignet bei arterieller Hypertonie und Angina pectoris).

*Indikationen*:

- KHK, Reinfarktprophylaxe
- arterielle Hypertonie, Herzrhythmusstörungen.

*Pharmakologische Hinweise*:

- lipidlösliche B. (*Propranolol, Pindolol, Metoprolol*) werden rasch und vollständig resorbiert, unterliegen aber in der Leber einem ausgeprägten First-pass-Effekt und besitzen eine kurze Halbwertszeit
- wasserlösliche B. (*Atenolol, Sotalol*) werden weniger gut resorbiert und in der Leber metabolisiert. Sie besitzen eine längere Halbwertszeit.

*Dosierung*: Tab. 4–2

*Applikationsformen*: Tabl., Retard-Tabl., Ampullen zur i. v.-Injektion, fixe Kombinationen mit Diuretika, Vasodilatatoren (zur antihypertensiven Therapie).

*Nebenwirkungen, Interaktionen*:

- *kardial*: Bradykardie, AV-Blockierungen, Herzinsuffizienz (insbesondere bei vorgeschädigtem Herzen). Auch Tachykardie und Hypertonie sind bei B. mit ISA möglich

- *zentralnervös*: Abgeschlagenheit, Unruhe, Schlafstörungen, Alpträume, Migräne, Depressionen und psychotische Symptome (selten)
- *pulmonal*: Bronchokonstriktion
- *metabolisch*: Hypoglykämie (bei gleichzeitig bestehendem Diabetes mellitus); Erhöhung der Triglyzeride und Senkung des HDL-Cholesterins (außer Talinolol)
- *Wirkungsverstärkung* durch Cimetidin, MAO-Hemmern, Aminophyllin
- AV-Blockierung durch gleichzeitige Einnahme von Calciumantagonisten (Phenylalkylamine).

*Kontraindikationen*: Prinzmetal-Angina, ausgeprägte Bradykardien, AV-Blokkierungen ab Grad II, spastische Bronchitis und Asthma bronchiale.

*Praktische Anwendung*: Die optimale Dosierung ist interindividuell stark unterschiedlich. Empfehlung: Einschleichend dosieren und nach klinischer Wirksamkeit titrieren.

*Wirksame Plasmaspiegel* liegen vor:

- Ruhefrequenz von 50–60/min
- max. Frequenzzunahme unter leichter Belastung 20/min
- unter max. tolerierter Belastung Frequenzzunahme auf max. 80% der Herzfrequenz vor Therapiebeginn.

*Praxishinweis:*

- Auch beta-1-selektive B. können bei bronchialer Hyperreaktivität zu einer Aufhebung der beta-2-vermittelten Bronchodilatation führen (z. B. bei Asthma bronchiale).
- Lipidlösliche B. müssen höher dosiert und häufiger verabreicht werden als wasserlösliche weil die Lebermetabolisierung unterschielich ist.
- Lipidlösliche B. sind aus dem gleichen Grund nach Applikationsart zu dosieren: z. B. Propranolol: orale Erhaltungsdosis bis 480 mg/d; i. v.-Dosierung: bis 10 mg/d, wobei langsam injiziert wird: alle 5 Min. 1 mg Propranolol.
- Langzeitbehandlung hat eine kompensatorische „Up-regulation" der Betarezeptoren zur Folge, abruptes Absetzen kann zu Blutdruckkrisen und Angina pectoris, im schlimmsten Fall zum Myokardinfarkt oder zum plötzlichen Herztod führen. Gute Erfahrungen wurden mit einem Ausschleichen der Therapie über 2–3 Wochen gemacht. Falls ein abruptes Absetzen unvermeidlich ist, sind zuvor prophylaktisch Antianginosa zu geben oder diese höher zu dosieren.
- Bei Nieren- bzw. Leberinsuffizienz sind bevorzugt wasserlösliche B. angezeigt.

- Zentralnervöse Nebenwirkungen legen das Umsteigen auf wasserlösliche B. nahe, da diese die Blut-Hirn-Schranke nur schlecht passieren.

- Bei bis zu 10% der Patienten finden sich nach Einnahme lipidlöslicher B. aufgrund einer genetisch bedingten langsamen Metabolisierungrate stark erhöhte Plasmaspiegel und z. T. erhebliche Wirkungsverstärkungen mit ausgeprägter Bradykardie und Hypotonie: lipidlösliche B. immer einschleichend dosieren!

**III. Calciumantagonisten (C.)**

*Substanzen, Substanzgruppen*: Man unterscheidet *3 Gruppen*:

a) Dihydropyridine (Nifedipin-Typ): *1. Generation*: Nifedipin, *2. Generation*: Amlodipin, Nicadipin, Felodipin
b) Phenylalkylamine: Verapamil, Gallopamil, Anipamil
c) Benzothiazepine: Diltiazem
d) Tetralinderivate: Mebefradil.

*Wirkungen, Wirkungsmechanismen*:

- *Allgemeinwirkung*: C. hemmen den Einstrom extrazellulären Calciums in das Zellinnere und führen zur elektromechanischen Entkoppelung der Kontraktion, rufen eine indirekte Herzfrequenzsteigerung durch periphere Vasodilatation hevor
- *Dihydropyridine* wirken bevorzugt an der glatten Gefäßmuskulatur, direkt vasodilatierend auf die epikardialen Koronararterien, Abnahme des $O_2$-Verbrauchs durch Nachlastsenkung, Erhöhung der Anginaschwelle, Senkung erhöhter enddiastolischer Volumina, milde natriuretische und diuretische Wirkung
  *C. der 2. Generation*: ausgeprägte Vasoselektivität, teilweise sehr lange HWZ (z. B. 36 Std. bei Amlodipin)
- *Phenylalkylamine*: glatte Gefäßmuskulatur, zusätzlich negativ chronotrop, inotrop, Abnahme des $O_2$-Verbrauchs ohne Senkung der Anginaschwelle, Erhöhung enddiastolischer Volumina
- *Benzothiazepine* (Diltiazem) wirken im Vergleich zu den Dihydropyridinen schwächer vasodilatierend, aber stärker negativ chrono- und inotrop, Erhöhung der Anginaschwelle, Abnahme des $O_2$-Verbrauchs durch Nachlastsenkung.
- *Tetralinderivate* (Mibefradil) hemmen selektiv den T-Typ der Calciumkanäle. Die von L-Typen abweichende Verteilung der T-Kanäle (Koronararterien, Nebennieren, ZNS) scheint der pathophysiologische Grund für einen neuartigen Wirkungsmechanimsus zu sein:
  - Abnahme des Sauerstoffverbrauches durch Koronardilatation
  - keine negative Inotropie
  - keine neurohumorale Sympathikusaktivierung mit Reflextachykardie
  - moderater Frequenzanstieg.

*Indikationen*:

- *Dihydropyridine*: Angina pectoris, Prinzmetal-Angina, arterielle Hypertonie, Migräneprophylaxe, Achalasie, Raynaud-Syndrom
- *Verapamil*: KHK, arterielle Hypertonie, HOCM, Migräneprophylaxe, supraventrikuläre Rhythmusstörungen
- *Diltiazem, Mibefradil*: KHK, arterielle Hypertonie.

*Dosierung*:
- Nifedipin: 10–80 mg/d,
- Verapamil: 240–480 mg/d
- Diltiazem: 120–360 mg/d
- Mibefradil: 50–100 mg/d.

*Applikationsformen*: Kapseln, Tabl., Retard-Tabl., Ampullen zur i. v.- und i. c.-Injektion, Infusionslösung zur i. v.- und intrakoronaren Applikation (Nifedipin), Fixkombinationen mit Betarezeptorenblockern (z. B. Nifedipin) oder Diuretika (Nifedipin, Verapamil).

*Nebenwirkungen, Interaktionen*:

- Dihydropyridine: Flush, Kopfschmerzen, Palpitationen, Benommenheit, Schwindel, Knöchel- und Unterschenkelödeme
- Verapamil: Bradykardie, AV-Überleitungsstörungen, Obstipation, Kopfschmerzen
- Diltiazem: Bradykardie, AV-Überleitungsstörungen; Flush, Benommenheit, Ödeme
- Mibefradil: Nebenwirkungen liegen auf Placeboniveau. In höheren Dosierungen (> 150 mg/d) verzögerte AV-Überleitung möglich
- Verapamil erhöht den Plasmaspiegel von Ciclosporin und Digoxin
- Diltiazem erhöht den Plasmaspiegel von Carbamazepin, Ciclosporin und Lithium
- Cimetidin und Carbamazepin erhöhen die Plasmaspiegel aller Calciumkanalblocker
- Rifampicin und Barbiturate beschleunigen den Abbau von Verapamil
- Die Kombination von Verapamil und Betarezeptorenblockern kann zu ausgeprägter Minderung der linksventrikulären Funktion mit Lungenödem führen.

*Kontraindikationen*:

- Nifedipin: Hypotonie, Aortenklappenstenose
- Verapamil, Diltiazem, Mibefradil: AV-Überleitungsstörungen, Sick-Sinus-Syndrom, Herzinsuffizienz.

*Praktische Anwendung*: Bei chronischen Lebererkrankungen (z. B. Leberzirrhose) muß die Dosis von Verapamil und Nifedipin reduziert werden. Unter

Verapamil sind EKG-Kontrollen notwendig, bei i. v.-Gabe Monitorüberwachung.

Calcium (10–20 ml einer 10%igen Lösung), i. v. verabfolgt, kann zumindest teilweise akute unerwünschte Wirkungen von Verapamil antagonisieren.
Nifedipin kann paradoxerweise im Sinne eines Steal-Phänomens Angina-pectoris-Anfälle auslösen oder verstärken (Therapie: Betarezeptorenblocker).
Bei eingeschränkter linksventrikulärer Funktion, diastolischer Dysfunktion, Sinusbradykardie, Sick-Sinus-Syndrom oder AV-Überleitungsstörungen ist *Nifedipin der Calciumantagonist der Wahl.*

#### 4.1.3.3 Instabile Angina pectoris

**Behandlungsprinzip:** Zugrunde liegt ein rupturierte arteriosklerotische Plaques mit aufgelagertem Thrombus, der das Gefäßlumen intermittierend verengt. Durch die Plaqueruptur kommen subendotheliale Gefäßanteile mit dem Blutstrom in Kontakt, so daß die Gerinnungshemmung im Vordergrund steht. Zusätzlich werden Medikamente zur Reduktion des myokardialen $O_2$-Verbrauchs und zur Verbesserung der Koronardurchblutung verabreicht.

1. **Antithrombotika:**
   - *Acetylsalicylsäure* (s. u.); Dosierung: *1. Tag*: Aufsättigung mit 300–500 mg, *2. Tag*: Erhaltungstherapie mit 75–100 mg/d
   - *Heparin* als i. v.-Dauerinfusion: initial: i. v. Bolus mit 5.000–10.000 I. E., anschließend: i. v. Dauerinfusion mi 1.000 I. E./h (Kap. 4.1.3.4) Zielgröße: Verlängerung der PTT auf das 1,5–2fache
   - *Fibrinolytika* zeigen keinen signifikant günstigeren Verlauf bei instabiler Angina pectoris und können daher für diese Indikation nicht empfohlen werden.

2. **Vasoaktive Substanzen:**
   - *Nitrate* bilden die Grundlage der symptomatischen Therapie; die beste Kontrolle der Nitratwirkung wird über die i. v.-Dauerinfusion erreicht (Kap. 4.1.3.1)
   - *Betarezeptorenblocker* vermindern die Ischämiehäufigkeit und verbessern die Prognose durch Reduktion der Infarktrate (Kap. 4.1.3).

*Praxishinweis:* Therapieversager sollten rasch einer invasiven Diagnostik (Koronarangiographie, Kap. 3.5.5.1) mit dem Ziel einer frühen Revaskularisation zugeführt werden!

### 4.1.3.4 Thrombozytenaggregationshemmer

*Acetylsalicylsäure* hat sich bei *Angina pectoris* und *akutem Myokardinfarkt* bzw. zur *Reinfarktprophylaxe* einen festen Platz erobert. Alternativen sind: Ticlopidin, Marcumar bzw. Heparinisierung bei instabiler Angina pectoris.

Eine grundsätzliche Vornahme einer Antikoagulation wird seit einiger Zeit nicht mehr generell befürwortet, da das Marcumar auf eine intrakoronare Thrombosierung weniger Einfluß nehmen soll als auf eine Prophylaxe thromboembolischer venöser Komplikationen. Somit gehört die längere Antikoagulation nicht mehr zur Reinfarkt-Prophylaxe, allerdings sollte dies erwogen werden bei entsprechenden Risikopatienten. Zudem ist jedoch eine Antikoagulation erforderlich bei Ausbildung eines größeren Herzwandaneurysmas, insbesondere dann obligatorisch, wenn intertrabekuläre Thromben nachgewiesen werden.

**1. Acetylsalicylsäure:**

*Wirkungen, Wirkungsmechanismen*: Hemmung der Zyklooxygenase, dadurch

- analgetische, antiinflammatorische und amtipyretische Wirkung
- Thrombozytenaggregationshemmung durch Hemmung der Thromboxansynthese.

*Indikationen*: Schmerzen, chronisch entzündliche Erkrankungen, Thromboseprophylaxe bei instabiler Angina pectoris, Myokardinfarkt, anderen arteriellen Gefäßerkrankungen mit erhöhter Thromboseneigung.

*Dosierung*: 75–100 mg/d (bei KHK).

*Applikationsformen*: (magensaftresistente) Tabl., Trockensubstanz zur i. m.- oder i. v.-Injektion

*Nebenwirkungen, Interaktionen*:

- gastrointestinal: Magenschmerzen, Übelkeit, Erbrechen; Magenulzera
- okkulter Blutverlust, Blutungsneigung
- Tinnitus, Schwerhörigkeit, Verwirrtheit (nur in hohen Dosierungen)
- Auslösung von Asthma bronchiale und Angioödem bei Patienten mit Nasenpolypen
- selten Leberschädigung.

*Kontraindikationen*: frisches Magen- oder Duodenalulkus, Stillzeit, (beim Säugling werden therapeutische Plasmaspiegel erreicht).

*Praktische Anwendung*: Um Magenbeschwerden vorzubeugen, immer mit den Mahlzeiten und Flüssigkeit einnehmen, Patient aufklären (schwarze Verfärbung des Stuhlgangs spricht für gastrointestinale Blutung).

**2. Ticlopidin:**

*Wirkungen, Wirkungsmechanismen*:

- Thrombozytenaggregationshemmung durch Hemmung der ADP-induzierten Phase der Plättchenaggregation
- vermindete Fibrinogenbindung an Thrombozyten.

*Indikationen*:

- instabile Angina pectoris (nur bei Kontraindikationen gegen die Anwendung von Acetylsalicylsäure)
- Schlaganfallprophylaxe, arterielle periphere Durchblutungsstörungen.

*Dosierung*: 500 mg/d.

*Applikationsformen*: Tabl. zu 250 mg.

*Nebenwirkungen, Interaktionen*:

- gastrointestinal: Magenschmerzen, Übelkeit, Erbrechen, Diarrhoe
- okkulter Blutverlust, Blutungsneigung
- Hautreaktionen, Cholestase und Ikterus
- Blutbildungsstörungen (Neutropenie, Agranulozytose, Thrombozytopenie)
- gelegentlich Kopfschmerzen und Schwindel.

*Kontraindikationen*: erhöhte Blutungsneigung, frisches Magen- oder Duodenalulkus, schwere Lebererkrankungen, Schwangerschaft, Stillzeit.

*Praktische Anwendung*:

- Präoperativ Ticlopidin rechtzeitig (mindestens 1 Woche vorher) absetzen
- In Notfällen kann die Wirkung von Ticlopidin durch einmalige Gabe von 20 mg Methylprednisolon aufgehoben werden
- Vor Beginn der Therapie mit Ticlopidin und in den ersten 3 Monaten Differentialblutbild und Thrombozytenzählung in 14tägigen Abständen
- Ticlopidin stets nach den Mahlzeiten einnehmen, um gastrointestinale Beschwerden zu minimieren.

### 4.1.3.5 Lipidsenkung

Aus der SSSS (*Scandinavian Simavastin Survival Study*) und der WOS-Studie (*West of Scotland Coronary Prevention Study*) ergibt sich, daß eine Senkung des Cholesterins mit *HMG-CoA-Reduktasehemmern* (*Statinen*) das Risiko für einen Myokardinfarkt oder plötzlichen Herztod um ca. 30% vermindert. Eine längere Lebenserwartung nach einem Myokardinfarkt durch Lipidsenkung ist nachgewiesen.

Tab. 4-3: Klinisch pharmakologische Daten von Lipidsenkern

| Pharmakon | Substanzgruppe | Erhaltungsdosis (peroral) | Eliminationshalbwertszeit | Ausscheidung | Plasmaproteinbindung | Wirkung Blutfette |
|---|---|---|---|---|---|---|
| Fenofibrat | Clofibrinsäureanalogon | 3× tägl. 100 mg zu den Mahlzeiten<br>1× 250 mg (Retardform) | 7 h | ca. 90% im Urin | 99% | Cholesterin ↓<br>LDL ↓ HDL ↑<br>Triglyceride ↓ |
| Gemfibrozil | Clofibrinsäureanalogon | 1× tägl. 900 mg abends | 1,5–2 h | ca. 70% im Urin; <2% unverändert | 97% | Cholesterin ↓<br>LDL ↓ HDL ↑<br>Triglyceride ↓ |
| Xantinolnikotinat | Nikotinsäurederivat | 2× tägl. 1 g (Retardform) | | überwiegend im Urin | 5% | Cholesterin ↓<br>LDL ↓ HDL ↑<br>Triglyceride ↓ |
| Acipimox | Nikotinsäureanalogon | 2× tägl. 250 mg nach den Mahlzeiten | 2,0 h | vorwiegend unverändert im Urin | 26% | Cholesterin ↓<br>LDL ↓ HDL ↑<br>Triglyceride ↓ |
| Pravastatin | HMG-CoA Reduktasehemmer | 1× tägl. 10–20 mg abends | 2,9 h | überwiegend biliär | 55–60% | Cholesterin ↓<br>LDL↓ HDL (↑)<br>Triglyceride ↓ |

Möglicherweise profitieren auch Patienten mit eher normalen Cholesterinwerten von einer Lipidsenkung, obwohl der Nachweis einer Lebensverlängerung durch diese Maßnahme nicht erbracht wurde.

**Indikation:** Risiko für ein akutes kardiales Ereignis ≥ 3%: stumme Myokardischämie, Infarkt, plötzlicher Herztod (nach Daten der SSSS und WOS-Studie); gilt nur für *Statine*.

**Basis** ist die Umstellung der Ernährungsgewohnheiten (Kap. 4.1.2).

**Lipidsenker** rekrutieren sich aus folgenden Substanzgruppen (Tab. 4–3):

- *Anionenaustauscherharze* (z. B. Cholestyramin, Colestipol) unterbrechen den enterohepatischen Kreislauf der Gallensäuren, die vermehrt mit dem Stuhl ausgeschieden werden. Gallensäuren wird vermehrt aus Cholesterin gebildet, wodurch das Serumcholesterin abnimmt
- Die *Clofibinsäurederivate* (z. B. Clofibrat, Benzafibrat, Gemfibrozil) reduzieren VLDL-Lipoproteine, Gesamt-, LDL-Cholesterin über eine Steigerung der Lipoproteinlipase-Aktivität
- *HMG-CoA-Reduktasehemmer* (z. B. Lovastatin, Simvastatin, Pravastatin) hemmen kompetitiv das gleichnamigen Schrittmacherenzyms der Cholesterinbiosynthese

- *Nikotinsäurederivate* und -analoga (z. B. Xantinolnicotinat, Acipimox, Pyridylmethanol) hemmen die Biosynthese der VLDL in der Leber und steigern die Cholesterinausscheidung mit dem Faeces.

*Nebenwirkungen, Interaktionen*: Vielzahl unerwünschter Arzneimittelwirkungen, die mitunter zu ernsthaften Zwischenfällen geführt haben. Anwendungsbeschränkungen beachten, Nutzen-Kosten-Analyse!

## 4.2 Interventionelle Therapie

### 4.2.1 Perkutane transluminale Koronarangioplastie (PTCA)

**Definition:** Beseitigung kurzstreckiger Stenosen (s. Technik) von Koronararterien (s. Abb. 1−1), die durch atheromatöse Plaques hervorgerufen werden, ergänzend oder alternativ (in über 50%!) zur Bypass-Chirurgie.

**Indikation:** *Stenose* ≥ 70% des Gefäßdurchmessers in einem oder mehreren epikardialen Gefäßen, die einen relevanten Myokardbereich versorgen plus *Angina pectoris* oder *Myokardischämie*.

**Technik:**

- *Vorbereitung*: stationäre Aufnahme am Tag vor dem Eingriff, Patientenaufklärung über Behandlung und Komplikationen (z. B. notfallmäßige Bypass-Op.), *Prämedikation*: 300 mg Acetylsalicylsäure
- *Durchführung*: Vollheparinisierung (10.000 I. E. Heparin i. v.), Einführung des Spezialkatheters in das verengte Koronargefäß unter Durchleuchtung, Koronarangiographie, Passage der Stenose, Auwählen des dem Gefäßkaliber angepaßten Ballons. Insufflation von Kontrastmittel unter Drucken von bis zu 600 kPa, bis im Durchleuchtungsbild eine vollständige Aufweitung des Ballons erkennbar ist. Nach 30−60 Sek. oder bei pektanginösen Beschwerden bzw. eindeutiger Ischämiezeichen im EKG wird der Ballon unter Sog wieder entleert, Kontroll-Koronarangiographie. Evtl. Nachbehandlung mit größerem Ballon, z. B. bei unzureichender Stenoseaufweitung
- *Nachbehandlung*: 6−12 Std. Bettruhe, 12-Kanal-Ruhe-EKG, Enzyme (Infarkt ausschließen), 100 mg/d Acetylsalicylsäure über mindestens 6 Monate, im ersten Monat nach PTCA, nach 6 Monaten sowie anschließend in jährlichem Abstand Belastungs-EKG oder einer Streßechokardiographie zur Beurteilung des funktionellen Ergebnisses, nach 6 Monaten Kontroll-Koronarangiographie.

**Ergebnisse:** Angina pectoris, Belastungstoleranz und stumme Ischämieepisoden bessern sich. Die PTCA war erfolgreich, wenn der Stenosegrad auf < 50% des Gefäßdurchmessers reduziert wurde und keine durchblutungsrelevanten Komplikationen (z. B. Dissektionen) auftraten. Die *primäre* Erfolgsrate ist > 90%!

*Mißerfolge:* In 3–4% kann die Stenose nicht mit dem Führungsdraht bzw. dem Ballenkatheter passiert werden, in 1–3% der Fälle ist eine Aufweitung des Ballons auch unter hohem Druck nicht möglich.

**Komplikationen**: *akuter Verschluß* der behandelten Koronararterie in 5%. Bei stabiler Angina pectoris treten weniger Komplikationen auf als bei instabiler. in 2–4% entwickelt sich ein akuter *Myokardinfarkt*. *Letalität*: 0,5–1 %. *Notfallmäßige Bypass-Op.* Beim akuten proximalen Verschluß eines dominanten Gefäßes wird eine chirurgische Intervention erforderlich, die mit einer Letalität > 10% belastet ist.

**Rezidive** (= Restenosierung auf > 50% des Gefäßdurchmessers): In 20–40% entwickelt sich innerhalb der ersten 4–6 Monate ein Stenoserezidiv, möglicherweise aufgrund der fast jede PTCA begleitenden Endothelverletzung. Häufig ist eine erneute PTCA erfolgreich.

**Rezidivprophylaxe**: Die Rezidivrate wird durch Thrombozytenaggregations-, ACE-Hemmer und Calciumantagonisten nicht beeinflußt. Dagegen scheint die Implantation von Gefäßstützen (*Stent,* s. u.) einem Rezidiv vorbeugen.

Ein **Stent** wird in der Kardiologie als koronare Gefäßstütze eingesetzt. Er kann aus Kunststoff, Drahtgeflecht oder Nitinol bestehen und hält das Gefäßlumen offen.

*Indikation:* Die Implantation nach Dissektion (PTCA-Komplikation) hat die Anzahl notfallmäßiger Bypass-Op. signifikant gesenkt. Die primäre Implantation eines Koronarstents ist zudem mit einer geringeren Restenosierungsrate verbunden. Dem steht jedoch – trotz voller Antikoagulation – eine hohe Rate an thrombotischen Verschlüssen im Stent-Bereich gegenüber.

**Prognose:** Eine gute Langzeitprognose für den Gefäßabschnitt ergibt sich, wenn angiographisch keine Restenose nach 6 Monaten erkennbar ist.

### 4.2.2 Weitere Interventionen

**Rotablations-Angioplastie:** Ein mit feinsten Diamantpartikeln besetzter Bohrkopf (1,25–2,5 mm) wird intravasal über einen Katheter bis an die Koronarstenose herangeführt. Über einen hydraulischen Antrieb werden intraluminal Umdrehungen von 150.000–200.000 U/min erreicht. Eine Überhitzung des Gewebes vermeidet ein simultane Flüssigkeitsspülung.

*Indikationen:* kalzifizierte Stenosen, die sich mit der herkömmlichen PTCA nicht mehr behandeln lassen.

*Nachteile*:
- Fortleitung „abgefräster" Mikropartikel mit Mikroembolien
- Mikrobläschen durch die hohe Umdrehungsgeschwindigkeit mit drohenden multiplen Luftembolien
- mechanische Hämolyse von Erythrozyten
- bradykarde Herzrhythmusstörungen, AV-Blockierungen und reaktiven Gefäßspasmen (evtl. durch Gabe von Atropin bzw. Vorbehandlung mit Nitraten oder Nifedipin günstig zu beeinflussen)
- wegen der kleinen Bohrköpfe gelingt die Aufweitung der Stenose nicht, so daß eine PTCA erforderlich wird.

*Ergebnisse:* Die primäre Erfolgsrate ist gut, zudem werden Gefäßdissektionen seltener beobachtet. Die Restenosierungsrate ist nicht geringer und Gefäßperforationen treten häufiger auf als bei der PTCA. Die Methode ist speziellen Fragestellungen vorbehalten.

**Atherektomie:** Ein spezielle Katheter (*Atherektomiekatheter*) besitzt an einer Seite eine fensterartige Öffnung, durch die die stenosierende atherosklerotische Plaque in das Gehäuse hineinragt und von einem rotierenden Messer abgetragen wird. Gegenüber der Öffnung des Metallgehäuses befindet sich ein Ballon, der, insuffliert, einerseits den Katheter im Gefäß fixiert und andererseits das Gehäusefenster gegen den exzentrischen Anteil des Plaques drückt.

*Indikation:* proximale, exzentrische Stenosen. Vor allem wegen des großkalibrigen und starren Metallgehäuses konnte sich die Atherektomie gegenüber anderen interventionellen Methoden nicht durchsetzen.

*Atherektomie vs. PTCA*: freieres Lumen nach der Intervention, geringere Neigung zu Dissektionen, geringeres Risiko einer frühen Reokklusion.

*Technik:* Pro Sitzung werden 10–20 mg Gewebe entfernt, das in einer im Metallgehäuse verborgenen Sammelkammer aufgefangen wird und zur Untersuchung zur Verfügung steht. Hierdurch erhofft man sich über den therapeutischen Wert hinaus weitere Einblicke in das pathogenetische Verständnis der Arteriosklerose und des Restenoseprozesses zu erlangen.

**Laser-Angioplastie:** Trotz langjähriger und intensiver Forschungsarbeit haben sich die Erwartungen bezüglich der Lasertechnik in der interventionellen Koronarbehandlung nicht erfüllt. Insbesondere die weiterhin hohe Restenosierungsrate konnte nicht entscheidend verbessert werden.

*Prinzip:* Atheromatöses Gewebe wird durch das aus einem dünnen Katheter austretende Laserlicht erhitzt und verdampft. Durch die hohe Energiedichte und die starren Sonden sind gefährliche Komplikationen (z. B. Gefäßwandperforationen) keine Seltenheit.

2 Techniken kommen zur Anwendung: *kontinuierlicher* (haben hier keine Bedeutung) und *pulsatiler* Laser.
*Gepulste Laser* erlauben aufgrund der Kombination von kurzdauernden hochenergetischen Laserimpulsen (Energieleistung im Megawattbereich und längere Pausen) eine thermische Erholung des Gewebes.

**Ultraschallangioplastie:** Mit niederfrequentem Ultraschall (20–30 kHz) hoher Intensität werden fibröse oder verkalkte Plaques abgetragen und Blutgerinnsel aufgelöst. Das Gefäßendothel bleibt weitgehend unverletzt, doch ist das erreichbare Lumen wie bei der Rotablations-Angioplastie wegen der Größe der Katheterspitze limitiert. Daher ist eine zusätzliche PTCA erforderlich.

## 4.3 Operative Therapie

Koronarchirurgische Eingriffe gehören zu den häufigsten Operationen: 60.000 in Deutschland (1996). Häufigste Methode ist die aortokoronare Bypass-Op. Die minimal-invasiven Koronarchirurgie hilft, die Ausdehnung des Eingriffs zu reduzieren. Die Behandlung des Endstadiums der KHK, Herzinsuffizienz, erfolgt durch Herztransplantation, Kardiomyoplastie oder mechanische Unterstützungssysteme (sog. künstliches Herz).

### 4.3.1 Aortokoronarer Bypass

*Bypass-Chirurgie* (und *PTCA*) sind der medikamentösen Behandlung überlegen, auch wenn dazu gegenteilige Ergebnisse existieren:

- zuverlässige Beseitigung pektanginöser Beschwerden
- eindeutige Verlängerung der Lebenserwartung
- Verbesserung der Reperfusion des ischämischen Myokards.

**Indikationen:**

- Stenose (> 50%) des linken Hauptstamms
- stammnahe Stenose des RIVA
- koronare Mehrgefäßerkrankung, insbesondere Dreigefäßerkrankungen
- Einschränkung der linksventrikulären Funktion
- schwere instabile Angina pectoris

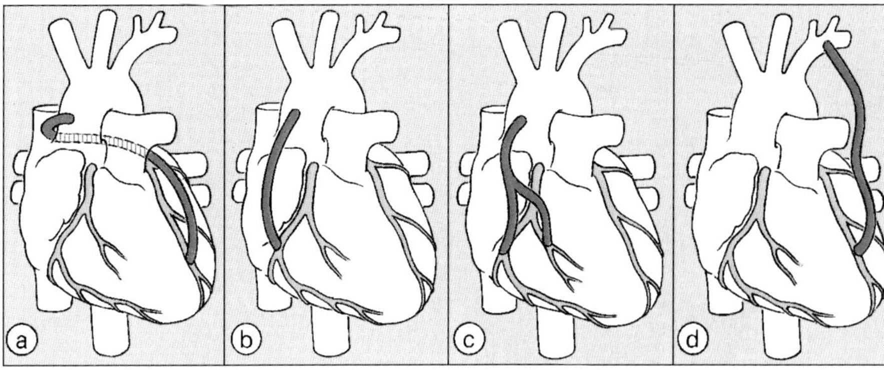


**Abb. 4-1:** Verschiedene Techniken zur Interposition des Gefäßtransplantats

- frischer Myokardinfarkt, der durch interventionelle Maßnahmen nicht beherrschbar ist (z. B. bei kardiogenem Schock)
- nach interventionellen Eingriffen (z. B. akuter Koronarverschluß oder Dissektion).

**Op.-Technik:** Am kardioplegischen Herzen wird unter Hypothermie (24–32 °C) und Einsatz der extrakorporalen Zirkulation zwischen Aorta und distal einer Koronartenose bzw. eines -verschlusses ein neues Gefäß interponiert (Abb. 4–1), um die ischämischen Myokardbezirke distal der Verengung wieder zu perfundieren.

Die umfangreichsten Erfahrungen wurden bislang mit autologen Venensegmenten der *V. saphena magna* als Interponat gemacht. Aufgrund der besseren Langzeitergebnisse arterieller Grafts wird zunehmend die *A. thoracica interna* oder neuerdings auch die *A. gastroepiploica* verwendet. Die Mobilisierung dieser meist auch bei älteren Patienten wenig atheromatösen Arterien ist allerdings chirurgisch aufwendig und mit der Eröffnung weiterer anatomischer Körperräume (Pleura-, Peritonealhöhle) verbunden, so daß ihre Verwendbarkeit eingeschränkt ist (z. B. bei Notfalleingriffen).

Interponate aus anderen Venenregionen (z. B. Armvene) oder überbrückende Kunststoffprothesen besitzen eine deutlich höhere Komplikations- und Okklusionsrate.

Der aortokoronare Bypass zielt darauf ab, eine komplette Revaskularisierung zu erreichen. Daher werden mit einem Bypass häufig Mehrfachanastomosierungen (sog. *Sequential-Bypass*, Abb. 4–2) durchgeführt und zunehmend kleine Koronargefäße (< 1 mm Durchmesser) anastomosiert. Gelegentlich erfolgt zusätzlich die Entfernung stenosierenden Materials (Endarteriektomie).

Die intraoperative Messung des Blutflusses im Interponat erlaubt eine prognostische Beurteilung für das Risiko eines späteren Graftverschlusses:

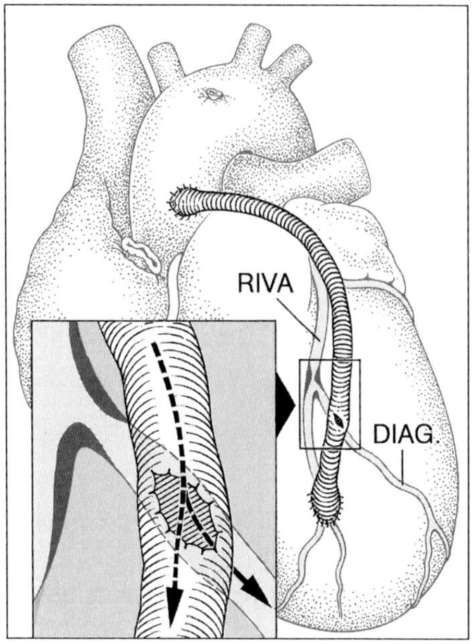


**Abb. 4-2:** Sequentieller Venenbypass zur Revaskularisation eines Diagonalastes (DIAG) und des RIVA. Der Bypass ist mit dem R. diagonalis Seit-zu-Seit und mit dem RIVA End-zu-Seit anastomosiert

- Flußrate um 70 ml/min: optimales Ergebnis
- Flußrate < 45 ml/min: bedenklich
- Flußrate < 25 ml/min: ungünstig, d. h. es muß mit einem späteren Verschluß des Grafts gerechnet werden.

**Ergebnisse:**

- perioperativer Infarkt: 2–5% (meist durch Bypassverschluß)
- 30-Tages-Letalität: 3%
- 1-Jahres-Überlebensrate: 95%
- 10-Jahres-Überlabensrate: 80–90%
- Offenheitsrate des Grafts nach 10 Jahren bei Verwendung der V. saphena magna: 80% bei Anastomose mit dem RIVA, 70% bei Anastomose mit anderen Koronargefäßen
- Offenheitsrate des Grafts nach 10 Jahren bei Verwendung der A. thoracica interna: 90–95%.

**Aortokoronare Bypass vs. PTCA** (Kap. 4.2.1): Die PTCA hat den Vorteil, daß operationsbedingte Komplikationen (Wundheilungsstörungen, Pneumonie, Thrombose, akute Niereninsuffizienz) vermieden können. Das Wiederauftreten pektanginöser Beschwerden ist nach einer PTCA höher als nach dem Bypass, ebenso späterer Revaskularisationsmanöver. In ca. 10% wird aufgrund der akuten Dissektion eines Koronargefäßes nach einer PTCA eine notfallmäßige Bypass-Op. erforderlich.

Patienten, die sich einer Operation unterziehen, nehmen zwar primär einen längeren Krankenhausaufenthalt in Kauf, erlangen bei vergleichbarer Letalität aber ein wesentlich stabileres Therapieergebnis und eine deutlich verbesserte Lebensqualität. Speziell ältere Patienten mit koronarer Dreigefäßerkrankung und Diabetiker profitieren vom Bypass, die auch bei primärer PTCA zu 70% innerhalb der nächsten 5 Jahre erforderlich werden würde. Die initialen Kosten einer PTCA sind zwar um bis zu 75% günstiger als die Op., aufgrund der höheren Rate von Reinterventionen bei PTCA sind die Kosten beider Verfahren jedoch bereits nach 3 Jahren vergleichbar.

### 4.3.2 Weitere Operationen

**Minimal-invasive Koronarchirurgie:** Minimal-invasive Verfahren reduzieren die Größe des Eingriffs und damit das Operationsrisiko. Zugangsweg ist nicht die mediane Sternotomie, sondern die anteriore bzw. transversale Minithorakotomie. Über eine pharmakologisch induzierte Bradykardisierung des Herzens wird an Möglichkeiten gearbeitet, die extrakorporale Zirkulation zu umgehen. Dies kann insbesondere für Hochrisikopatienten (mit schlechter Ventrikelfunktion bzw. renaler oder pulmonaler Vorbelastung) von Vorteil sein.

Obwohl erst seit wenigen Jahren betrieben, liegen bereits ermutigende Ergebnisse vor, insbesondere über die erfolgreiche Revaskularisierung des RIVA und der RCA unter Verwendung der A. thoracica interna. Allerdings sind bislang lediglich Ein-, höchstens Zweigefäßerkrankungen therapierbar.

**Transmyokardiale Laser-Revaskularisation** (**TMLR,** Abb. 4–3): Liegt lediglich eine diffuse periphere Koronarstenosen vor, ist der Erfolg eines Bypasses oft nicht ausreichend. Mit Ausnahme der Herztransplantation steht bislang kein wirksames chirurgisches Verfahren zur Verfügung. Bei der TMLR werden mittels Lasertechnik künstliche transmyokardiale Kanäle geschaffen, die einen direkten Blutfluß vom Ventrikel zu den über die Koronarien wahrscheinlich minderperfundierten Myokardarealen ermöglichen. Wesentlich für den Erfog ist, ob in den artefiziell gebohrten Kanälen eine Endothelialisierung zur Aufrechterhaltung einer dauerhaften Perfusion stattfindet oder nicht.

Während $CO_2$-*Laser* aufgrund sehr hoher kurzer Energiedosen am schlagenden Herzen angewendet werden können, werden *Excimer-Laser* bei extrakorporaler Zirkulation am sillstehenden Organ eingesetzt.

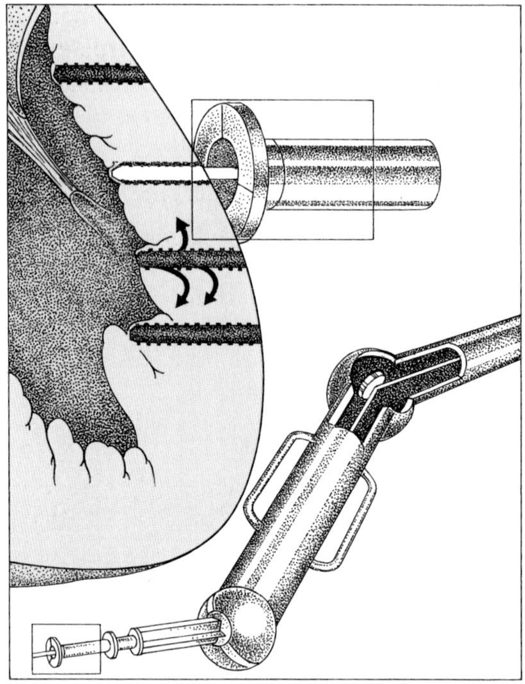

**Abb. 4-3:** Transmyokardiale Laser-Revaskularisation (TMLR). Durch einen hochenergetischen Laserblitz werden Kanäle in die Wand des linken Ventrikels „gebohrt", die sekundär Anschluß an Koronargefäße und Sinusoide im Myokard finden. Die Kanäle werden von der Herzkammer aus mit sauerstoffreichem Blut durchströmt. Am Perikard verschließen sich die „Bohrkanäle" schon während der Operation, so daß keine Blutung nach außen auftritt

Aufgrund fehlender Langzeitergebnisse stellt die TMLR lediglich die „ultima ratio" für eine sonst nicht möglich Therapie bei schwerster KHK dar. Obwohl vereinzelte Falldarstellungen über eine Verbesserung der Beschwerden berichten, steht der objektive Nachweis für eine nach TMLR verbesserte Myokarddurchblutung aus.

**Herztransplantation:** Die KHK stellt mit knapp 50% die häufigste Indikation für eine Herztransplantation dar. Bei der orthotopen Transplantation wird das kranke Herz auf Vorhof- oder Hohlvenenebene entfernt und ein gesundes Spenderherz implantiert. Sie wird insbesondere bei Patienten mit ischämischer Kardiomyopathie erforderlich, deren Lebenserwartung aufgrund der Herzschwäche drastisch gesunken ist und die weder medikamentös, interventionell noch chirurgisch wirksam behandelt werden können. Die 1-Jahres-Überlebensrate nach Transplantation beträgt ca. 80% und sinkt auf ca. 40% nach 10 Jahren. Herztransplantierte müssen dauerhaft unter engmaschiger ärztlicher Kontrolle immunsupprimiert werden, wobei häufig eine standardisierte Dreifachtherapie mit Ciclosporin, Azathioprin und Glukokortikoiden (z. B. Prednisolon) eingesetzt wird. Zu Beginn werden zusätzlich Antkörper gegen T-Lymphozyten gegeben, um akute zelluläre Abstoßungsreaktionen zu unterbinden.

*Kontraindikationen*:
- Alter des Empfängers > 60 Jahre (heute relativiert)
- aktive Infektionen (z. B. chronische Osteomyelitis oder chronische eitrige Bronchitis)
- insulinpflichtiger Diabetes mellitus
- pulmonaler Hochdruck
- chronische Nierenerkrankungen
- chronischer Alkohol- oder Drogenabusus.

Als **Herzspender** kommen ausschließlich jüngere herzgesunde Verstorbene (möglichst < 40 Jahre) in Frage. Immunologische Voraussetzungen zwischen Spender und Empfänger sind identische Blutgruppen sowie das Fehlen von Antikörpern gegen Spenderlymphozyten. Aus diesem Grund herrscht insgesamt ein deutlicher Mangel an Spenderherzen. Um die Wartezeit, die oft über 1 Jahr betragen kann, zu überbrücken, wird ein künstliches Herz eingesetzt.

**Kardiomyoplastie:** Der freipräparierte M. latissimus dorsi wird durch ein Rippenfenster in den Thorax geführt und um das Herz gelegt. Der Muskel wird dann über einen von der eigenen Herzfrequenz getriggerten Schrittmacher gereizt, so daß eine synchrone Kontraktion von Myokard und Muskelplastik erreicht wird.

*Indikation:* Herztransplantation erforderlich, jedoch kontrainidziert (s. o.). Der Erfolg tritt erst mittel- bis langfristig ein. Von Patienten, die sich präoperativ im Stadium NYHA III befanden, sind nach 1 Jahr noch ca 70% am Leben.

**Künstliches Herz:** Heute stehen sowohl *Einkammersysteme*, die meist als LVAD („left ventricular arteficial device") zum Einsatz kommen, als auch *Doppelkammersysteme* („total artificial heart") zur Verfügung. Durch kontinuierliche Verkleinerung des zu implantierenden Ventrikels und der externen Steuerungseinheit konnte eine deutliche Verbesserung der Mobilität und Lebensqualität erzielt werden.

*Indikation* sind: Überbrückung bis zur Herztransplantation bei therapieresistenter terminaler Herzinsuffizienz, akute Abstoßungsreaktion nach Transplantation.
*Komplikationen:* Blutungen, die aus der Antikoagulation resultieren, Infektionen, Nierenversagen.

# 5 Folgeerkrankungen der KHK

## 5.1 Myokardinfarkt (MI)

**Definition:** Nekrose eines umschriebenen Herzmuskelbezirks meist als akute Komplikation bei KHK.

### 5.1.1 Pathogenese, Pathophysiologie, Einteilung

**Ursache** ist ein *thrombotischer Verschluß* einer Koronararterie (in 90%) bei KHK nach Ruptur eines atheromatösen Plaques. Die akute Hypoxie führt zum Absterben der Herzmuskelzellen im versorgungsabhängigen Myokardareal und zur ausgedehnten Myokardnekrose. Seltene Ursachen sind:

- *Embolien* bei Aortenklappenendokarditis oder bei Vitien mit linksventrikulärer Funktionseinschränkung (z. B. Mitralstenose)
- *Dissektion* eines Aortenaneurysmas
- *Abgangsanomalien* der Koronararterien.

Trifft ein Arterienverschluß auf ein unvorbereitetes Koronarsystem, so beträgt die ischämische Toleranz, also die Zeitspanne, nach der irreversible Myokardschäden entstehen, 20–30 Min. Hat die chronische Ischämie bereits einen *Kollateralkreislauf* induziert, muß es trotz vollständigem Koronarverschluß nicht zur Nekrose kommen.

Der Myokardnekrose folgt unmittelbar eine *Leukozytenimmigration*, die das nekrotische Gebiet abgrenzt. Nach ca. 4–6 Tagen setzt die Organisation der Nekrose mit Granulationsgewebe ein. Die definitive Myokardnarbe hat sich nach ca. 6 Wochen gebildet.

**Einteilung:**

*Nach der Funktion:*

- unkomplizierter MI: kleines Infarktareal ohne Einschränkung der systolischen Funktion (HMV, Auswurffraktion)
- komplizierter MI: mit Einschränkung des HMV und der Auswurffraktion und deutlicher Erhöhung des diastolischen Füllungsdrucks.

*Nach der Lokalisation* (Abb. 5–1):

- Vorder-, Hinterwand-, Septal-, Lateralinfarkt.

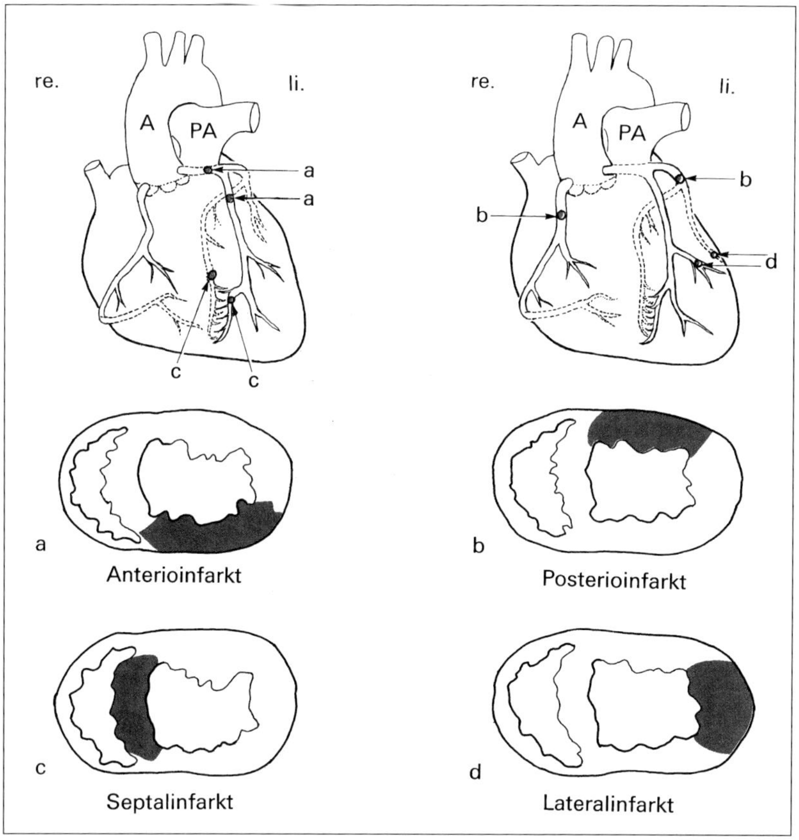


**Abb. 5-1:** Koronararterienverschlüsse (oben) und die entsprechenden Infarktlokalisationen, dargestellt am Herzquerschnitt (unten)

*Nach der Gewebedurchdringung:*

- transmuraler MI: Infarkt der gesamten Myokardwand
- nichttransmuraler MI: meist subendokardial gelegene Nekrose, die nicht die gesamte Myokardwand durchsetzt (im EKG meist ohne infarkttypische Q Zacke).

### 5.1.2 Diagnostik

Die Diagnose baut auf 3 Säulen auf: *Klinik, EKG, Enzymverlauf.* Sind mindestens 2 Kriterien infarkttypisch, so ist ein akuter Infarkt zu diagnostizieren.

### 5.1.2.1 Klinik

**Leitsymptom** ist der anhaltend schwere, meist retrosternal gelegene *Schmerz*, der wegen seiner starken Intensität auch als *Vernichtungsschmerz* bezeichnet wird. Lokalisation und Ausstrahlung sind ähnlich der Angina pectoris (Kap. 3.3.1). Meist dauern die Schmerzen jedoch länger als 30 Min. an und sind von Todesangst, Luftnot, Schweißausbruch und allgemeinem Schwächegefühl begleitet.

*Praxishinweis:* Im Gegensatz zum Angina-pectoris-Anfall sind die Schmerzen nitroresistent!

Insbesondere bei Hinterwandinfarkten werden häufig vegetative Symptome (z. B. Übelkeit, Erbrechen, Stuhldrang, Durchfall) beobachtet, die vermutlich reflektorisch über eine Vagusaktivierung ausgelöst werden.

Ein Viertel der nichttödlichen MI ist schmerzlos (klinisch stumm), ein weiteres Viertel mit atypischer Symptomatik assoziert. Solche „stummen Infarkte" sind insbesondere bei Diabetikern mit vegetativer Neuropathie, aber auch bei alten Menschen und Hypertonikern gehäuft anzutreffen: Herzrhythmusstörungen, plötzlicher Blutdruckabfall, transitorische Herzinsuffizienz oder eine kurze Bewußtseinsstörung weisen ggf. auf den ablaufenden MI hin.

Häufig geht einem MI Stunden oder Tage eine Phase kurz aufeinanderfolgender Angina-pectoris-Schübe (Präinfarkt-Syndrom; Kap. 3.3.1) voraus. Dies sollte der Patienten wissen.

Das *relative Infarktrisiko* ist in der 1. Stunde nach schwerer körperlicher Arbeit 2–6mal so hoch wie nach geringer Belastung. Infarktsymptome beginnen *während*, seltener *nach* einer Belastung.

### 5.1.2.2 Körperlicher Befund

Der Status praesens ist bei frischem MI sehr variabel. Meist findet man einen ängstlichen Patienten mit blasser und kaltschweißiger Haut vor. Die Körpertemperatur ist oft mäßig erhöht (Werte um 37,5–38 C), meist Tachykardie, bei Hinterwandinfarkten allerdings nicht selten auch Bradykardie. Eine Herzfrequenz > 100 in Verbindung mit einem systolischen Blutdruck < 90 mmHg deutet auf einen beginnenden kardiogenen Schock infolge myokardialen Pumpver-

**Tab. 5-1:** KILLIP-Klassifikation der Herzinsuffizienz

| Klasse | Klinische Zeichen | Beurteilung |
|---|---|---|
| I | Keine Lungen- oder Halsvenenstauung | Keine Herzinsuffizienz<br>Letalität <5% |
| II | Basale Rasselgeräusche, dritter Herzton, Tachypnoe, Halsvenen- und/oder Leberstau | Mäßige Herzinsuffizienz<br>Letalität 10–20% |
| III | Stauungsrasselgeräusche bis zu den Lungenoberfeldern, Lungenödem | Schwere Herzinsuffizienz<br>Letalität 30–40% |
| IV | Schockzeichen, Blutdruck unter 90 mmHg, Schweißausbruch, periphere Zyanose, Oligurie, Verwirrtheit | Kardiogener Schock<br>Letalität 70–90% |

sagens hin. Der Patient besitzt dann häufig eine kalt zyanotische Haut und ist oft eingetrübt bzw. nicht voll ansprechbar. Fein- bis grobblasige Rasselgeräusche v. a. über den Mittel- und Unterfeldern der Lungen deuten ebenfalls auf eine gestörte Pumpfunktion hin. Hochfrequente Tachykardien und Arrhythmien sind prognostisch ungünstig.

**Auskultation**: abgeschwächter 1. Herzton, bei großen Infarkten und beginnender Herzinsuffizienz zusätzlich ein 3. und vorhofsynchron ein 4. Herzton. Ein leises Holosystolikum über der Herzspitze ist Ausdruck einer relativen Mitralinsuffizienz. Laute Systolika treten insbesondere nach einem Papillarmuskelabriß oder einer Ventrikelseptumruptur auf und sind von einer akuten Verschlechterung begleitet.

*Praxishinweis*: Eine schwere Mitralinsuffizienz kann bisweilen auch ohne Geräusch verlaufen, besonders bei Hypotonie.

Perikardiale systolisch-diastolische Reibegeräusche können vorkommen. Für die schnelle klinische Beurteilung hat sich die Klassifikation nach KILLIP bewährt (Tab. 5–1).

### 5.1.2.3 Elektrokardiographie

Das EKG besitzt einen zentralen Stellenwert in der Infarktdiagnostik. Beim akuten MI zeigt es in bis zu 80% der Fälle eindeutige Infarktzeichen. Mitunter treten typische oder indirekte Hinweiszeichen erst nach 24 Stunden auf, deshalb

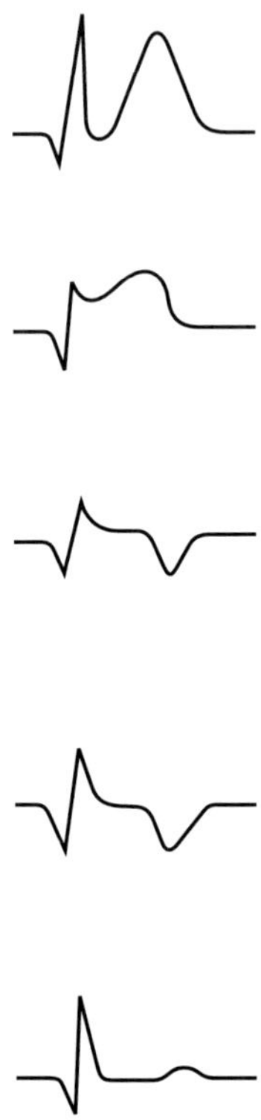


**Abb. 5-2:** EKG-Stadien bei transmuralem Myokardinfarkt

sind EKG-Kontrollen in 3–4stündlichen Abständen erforderlich. In 25% sind Veränderungen vorhanden, die zwar auf einen MI hinweisen, aber nicht so deutlich sind, die Diagnose zu stellen

Das **12-Kanal-EKG** zeigt an:

- Alter und Lokalisation des MI
- Ausdehnung und Verlauf der Nekrose (Infarkstadium, Abb. 5–2).

1. **Akutstadium:**
   - T-Wellenüberhöhung, sog. *Erstickungs-T* (bei Klinikeinweisung häufig nicht mehr nachweisbar)

- Übergang des Erstickungs-T in ein t*erminal negatives T*
- *monophasische Deformierung*: ST-Streckenhebung mit Abgang aus dem absteigenden QRS-Schenkel (in gegenüberliegenden Ableitungen evtl. spiegelbildliche ST-Streckensenkung).

2. **Intermediärstadium** (subakutes Stadium):
   - *T-Wellen-Inversion* (spitzwinklig negatives T)
   - *ST-Strecke* wird *isoelektrisch*
   - *R-Verlust* (zumindest Reduktion der R-Amplitude) und pathologische *Q-Zacken* (Dauer > 0,04 s; Betrag der Q-Amplitude > 25% der R-Amplitude) in den Extremitätenableitungen als Zeichen der Myokardnekrose.

3. **Chronisches Stadium:**
   - Persistenz der pathologischen *Q-Zacken* (in 70% der Fälle)
   - meist erneute *Umkehrung der T-Welle* (normal positives T)
   - *R-Zacke* nimmt wieder an Höhe zu.

**Besonderheiten im EKG:**

- *Schenkelblockbilder*: akute intraventrikuläre Leitungsstörungen zeigen die Beteiligung des Kammerseptums an. Ein neuer Linksschenkelblock ist Zeichen eines *großen Vorderwandinfarkts* mit schlechter Prognose.
- Eine *ST-Streckenhebung*, die länger als 2 Wochen persistiert, ist verdächtig auf ein *Herzwandaneurysma.*
- *Spitz negative T-Welle bei nichttransmurale MI*, hier meist keine ST-Streckenhebung, kein pathologische Q- Zacke ( „Non-Q-Wave"-Infarkt).

Die EKG-Diagnostik kann durch vorbestehende ST-Veränderungen (z. B. bei linksventrikulärer Hypertrophie, Schenkelblockbildern, WPW-Syndrom, Infarktnarben) erschwert sein. Hier ist der Vergleich mit einem früheren EKG unerläßlich.

**Lokalisierung** und Größe des MI sind abhängig vom Versorgungsgebiet der verschlossenen Koronararterie (Kap 2.1, Tab. 2.1) und von der Kollateralversorgung. Zur fehlerfreien Beurteilung müssen die anatomischen Besonderheiten berücksichtigt werden. So kann es z. B. beim Rechtsversorgungstyp und proximalen Verschluß der rechten Koronararterie zu einem ausgedehnten Hinterwandinfarkt kommen, während im selben Beispiel beim Linksversorgungstyp das Infarktareal deutlich begrenzter bliebe.

2 *Infarktlokalisationen* sind häufig (Tab. 5−2) :

- Vorderwandinfarkt der linken Kammer (proximaler RIVA-Verschluß)
- Hinterwandinfarkt (RCA- oder RCX-Verschluß)

Die **Infarktausdehnung** erfassen die Ableitungen $V_7-V_9$ bei posteriorem, $V_{3r}-V_{6r}$ (rechtspräkordial) beim Hinterwandinfarkt.

**Tab. 5-2:** Infarktlokalisationen, betroffene Koronararterien und diagnostisch wegweisende EKG-Ableitungen

| Infarktlokalisation | Betroffene Koronararterie | Typischerweise betroffene Ableitungen | Indirekte Zeichen |
|---|---|---|---|
| Vorderwandinfarkt | RIVA proximal | $V_1-V_6$, aVL, I | II, III, aVF |
| anteroseptaler Myokardinfarkt | RIVA nach Abgang der Diagonaläste | $V_1-V_4$, aVL, I | II, III, aVF |
| Lateralinfarkt | Diagonalast des RIVA | aVL, I, $V_5-V_7$ | |
| posteriorer Hinterwandinfarkt | RCX | $V_7-V_9$, aVF, III | $V_1-V_3$ |
| inferiorer Hinterwandinfarkt | RCA | II, III, aVF | $V_2-V_4$ |
| rechtsventrikulärer Infarkt | RCA | $V_{3r}-V_{6r}$, $V_1$ | |

### 5.1.2.4 Labor

Der hypoxische Herzmuskelzellzerfall setzt eine Reihe zytoplasmatischer, lysosomaler und mitochondrialer Enzyme und Muskeleiweiße frei.

**Serumenzyme** sind diagnostisch wegweisend (Abb. 5–3):

- *Kreatinkinase* (Gesamt-CK) mit dem hoch myokardspezifischen Isoenzym CK-MB
- *Aspartataminotransferase* (ASAT, AST)
- *Laktatdehydrogenase* (LDH) mit dem herzspezifischen Isoenzym Hydroxybutyratdehydrogenase (HBDH, auch: $LDH_1$)
- *Myoglobin* und *Troponin* T (Strukturprotein des Myokards).

**Gesamt-CK und CK-MB:** Ist die CK-MB > 6% der Gesamt-CK, so kann eine myokardiale Nekrose angenommen werden.

*Differentialdiagnose:* CK-Erhöhung plus negative T-Welle ohne Infarkt-Q sprechen für einen *nichttransmuralen Infarkt*!

**ASAT:** Das Enzym ist größtenteils mitochondrial lokalisiert. Der Anstieg tritt gegenüber der CK verzögert ein. Der Quotient aus Gesamt-CK und ASAT < 10 ist infarkttypisch (> 10: Skelettmuskelerkrankungen).

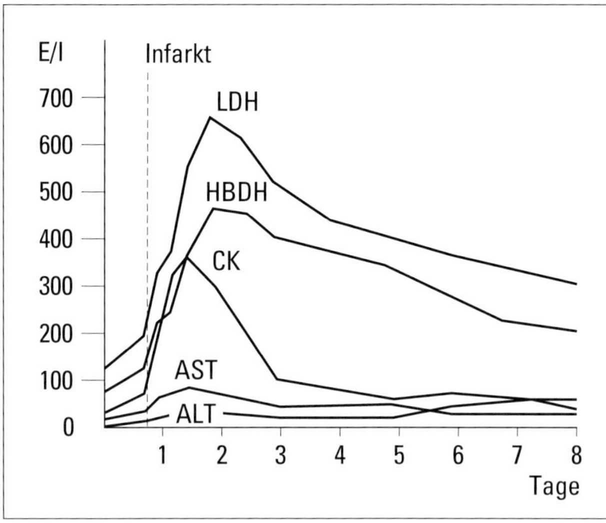


**Abb. 5-3:** Enzyme bei Myokardinfarkt

**LDH und HBDH** ($LDH_1$) steigen an, wenn Gesamt-CK bzw. CK-MB bereits in den Normbereich zurückgekehrt ist (z. B. nach einem stummen Infarkt). Ein Quotient aus und $LDH_2$ >1 spricht für einen akuten MI, ebenso der Quotient aus Gesamt-LDH und $LDH_1$, < 1,3. Praxishinweis: $LDH_1$ wird auch bei einer Hämolyse freigesetzt.

**Myoglobin:** Nicht herzspezifisch, zeigt aber die schnellste Reaktion auf eine Nekrose der Herzmuskelzellen an: *30–60 Min. nach Infarkt!*

**Troponine:** Neben Aktin und Tropomyosin kommen in kontraktilen Apparat der Herzmuskelzelle die Strukturproteine Troponin-T und Troponin-I vor. Sie besitzen die größte Myokardspezifität und -sensitivität. Heute stehen Antikörper zur Verfügung, die eine Bestimmung der myokardspezifischen Troponine erlauben und keine Kreuzreaktion zu den Troponinen der quergestreiften Skelettmuskulatur aufweisen.

*Normwerte:* Troponin-T: 0,2, Troponin-I: 2 µg/l

Bereits 2 Stunden nach dem Infarktereignis ist Troponinwerte im Serum erhöht, wobei sich die Konzentrationsänderungen beider Unterformen weitgehend parallel entwickeln.

Auch zur *Prognoseeinschätzung* nach akutem MI liegen neuere Daten vor. Eine erhöhte Mortalität ist anzunehmen, wenn die Spiegel folgende Werte überschreiten:

- Troponin-T: > 0,1 µg/l innerhalb der ersten 12 Std. nach Symptombeginn
- Troponin-I: > 0,4 µg/l bei nichttransmuralem MI.

*Differentialdiagnostische* Hinweise geben:

- rotes (Anämie?) und weißes Blutbild (Leukozytose auf 15–20.000/ml nach 2–4 Tagen)
- Gerinnungsstatus (vor evtl. Antikoagulation bzw. Fibrinolyse)
- Alpha-Amylase, Lipase (Pankreatitis?)
- BSG (meist über mehrere Tage bis Wochen erhöht durch Erhöhung des Fibrinogens und der $Alpha_2$-Globulinfraktion)
- ALAT (evtl. erhöht bei Leberstauung infolge akuter Rechtsherzinsuffizienz)
- Laktat (gilt als negativ prognostischer Faktor, wenn eine Erhöhung bereits früh nach dem Infarktereignis nachweisbar ist)
- Blutzucker (meist erhöht infolge vermehrter Katecholaminfreisetzung)
- Blutgasanalyse (liefert Hinweise auf die Entwicklung eines kardiogenen Schocks).

#### 5.1.2.5 Apparative Diagnostik

**Echokardiographie:** *Akutveränderungen* bei frischem MI finden sind A-, Hypo- und Dyskinesien. *Ferner*: Papillarmuskelabriß, Mitralinsuffizienz, wandadhärente Thromben, *später*: dauerhafte Berwegungsstörungen der Myokardwand, Ausdünnung des infarzierten Areals, kompensatorische Hypertrophie des intakten Restmyokards.
*Differentialdiagnosen*: Perikarditis, Aortendissektion, *Komplikationen:* Aneurysma, Septumperforation, Hämoperikard.

Im akuten Infarktstadium ist die Streßechokardiographie *kontraindiziert* (Kap. 3.5.2.1)!

**Koronarangiographie:** Koronarangiographische Maßnahmen werden in der Akutphase des MI nicht routinemäßig durchgeführt, zumal nur an wenigen Stellen ein Herzkatheterplatz zur Verfügung steht. Dennoch stellt die Koronarangiographie, insbesondere in Verbindung mit der LV-Angiographie (Kap. 3.5.5.2) nach einem gewissen zeitlichen Abstand die Standardmethode zur Sicherung der Diagnose eines MI. Sie gibt die exakte Lokalisation an und zeigt eine Darstellung der Kollateralversorgung. Außerdem ist sie Grundlage für die Therapiestrategie: Lyse, interventionelle Therapie, Op.

*Indikationen*:
- Rechtsherz- und großer Vorderwandinfarkt
- Kontraindikation zur Lysetherapie
- hämodynamisch schlechte Situation (beginnendes Pumpversagen oder manifester kardiogener Schock)
- persistierende Angina pectoris
- therapierefraktäres Kammerflattern/-flimmern.

### 5.1.2.6 Vitalitätsdiagnostik des Myokards

Experimentell ist bekannt, daß nach einem MI nichtkontrahierendes, aber noch vitales Myokard neben der irreversiblen Nekrose existiert. Man geht davon aus, daß diese vitalen Herzmuskelzellen zwar ihre Kontraktilität eingestellt haben, aber einen minimalen Strukturstoffwechsel aufrechterhalten. Man unterscheidet:
- *Hibernating myocardium* („Myokard im Winterschlaf") und
- *Stunned* bzw. *Stunning myocardium* („angeschlagenes Myokard").

Durch sympathomimetische Stimulation und Diagnostik sind diese Myokardbezirke identifizierbar und durch Reperfusionsmaßnahmen (z. B. PTCA) teilweise wieder zur Kontraktion zu bringen. Klinisch gelingt der Vitalitätsnachweis mit Hilfe der Dobutamin-Streßechokardiographie (Kap. 3.5.2.1). Eine deutliche Verbesserung der systolischen Kontraktion unter niedrig dosierter Dobutamininfusion (5–20 µg/kg KG/min) in einer zuvor akinetischen Region spricht für vitales Myokard. Andere Nachweisverfahren: PET mit $^{18}$Fluorodesoxy-Glukose, $^{201}$Thallium-SPECT-Szinzigraphie.

### 5.1.3 Komplikationen, Folgeerkrankungen und Differentialdiagnosen

**Tachykarde Herzrhythmusstörungen** bis hin zum fatalen Kammerflimmern treten regelhaft v. a. in den ersten Stunden auf, sind Ausdruck der elektrischen Instabilität des Myokards und bedingen die hohe Sterblichkeitsrate des frühen MI.

**Bradykarde Herzrhythmusstörungen** bis zum totalen AV-Block sind typisch bei Hinterwandinfarkten und können einen passageren Schrittmacher erforderlich machen.

Die **Percarditis epistenocardiaca** tritt als Begleitperikarditis v. a. in den ersten Tagen bei transmuralen Infarkten auf.

**Herzwandruptur, Septumperforation** sind Komplikationen, die oft erst einige Tage nach dem akuten Ereignis auftreten, wenn durch die Leukozytenimmigration und Abräumvorgänge das nekrotische Gewebe weich und anfällig für mechanische Belastungen geworden ist.

Ein **Hämoperikard** mit *Herzbeuteltamponade* kann sich z. B. nach einer Herzwandruptur oder bei transmuralen Infarkten Pericarditis epistenocardiaca bilden, insbesondere wenn antikoaguliert wurde.

Ein **Herzwandaneurysma** ist in ca. 10% infarktbegleitend, bevorzugt nach dem Verschluß des RIVA. Es resultiert eine deutliche Einschränkung der linksventrikulären Funktion.

Zum **Papillarmuskelabriß** kommt es bevorzugt bei Hinterwandinfarkten. Immer resultiert eine fatale Dysfunktion der Mitralklappe mit einer akuten, oft schweren Mitralinsuffizienz. Die Prognose beim Papillarmuskelabriß ist insgesamt als schlecht anzusehen.

**Remodeling**: Dilatation des linken Ventrikels im nichtinfarzierten Bereich nach einem akuten MI (Dehnung und Ausdünnung der infarzierten Wandabschnitte). Diese *Infarktexpansion* geht mit einer Zunahme von diastolischem Füllungsdruck und Abnahme der linksventrikulären systolischen Funktion einher. Dieses Phänomen soll mit einer verkürzten Überlebenszeit und erhöhten Komplikationsrate nach MI verknüpft sein.

**Postmyokardinfarktsyndrom** (*Dressler-Syndrom*), seltene Erkrankung, die 10 Tage bis 4 Wochen nach einem MI auftritt: Pleuroperikarditis, Fieber, Leukozytose, erhöhter BSG, Schmerzen, ggf. Herzinsuffizienz.

*Pathophysiologisch* liegt wahrscheinlich ein Autoimmunvorgang zugrunde, es wird angenommen, daß das infarzierte Gewebe im Verlauf der Nekrosebildung autoantigene Eigenschaften entwickelt und eine Autoimmunantwort gegen Myokardgewebe induziert wird.

**Differentialdiagnosen:** wie Angina pectoris (Kap. 3.6). Die akute *Perimyokarditis* und *Pleuritis* können bisweilen ebenfalls mit länger anhaltenden präkordialen Schmerzen einhergehen. Es fehlen jedoch die infarkttypischen Labor- und EKG-Veränderungen. Auch die fulminante *Lungenembolie* verursacht häufig starke retrosternale Schmerzen, ebenso der *Pneumothorax*.

## 5.1.4 Therapie des akuten MI

**Behandlungsziele in der Akutphase:**

1. Begrenzung der *Infarktausdehnung*
2. Behinderung einer *akuten Linksherzinsuffizienz*
3. Beherrschung maligner *Arrhythmien*
4. Verhinderung von *Thromboembolien* und *Remodeling* des linken Ventrikels.

### 5.1.4.1 Prähospitalphase

Ziel der **Ersten Hilfe** (Prähospitalphase): Stabilisierung und Einweisung in ein Zentrum!

Die primäre Mortalität ist hoch. Etwa 50% versterben in der ersten Stunde („goldene Stunde") nach einem akuten Koronarverschluß noch bevor ärztliche Hilfe verfügbar ist.

**Erstmaßnahmen:**

- lückenlose ärztliche Überwachung, Vitalfunktionen überprüfen, ggf. Reanimation
- bequeme Lagerung, beengende Kleidung ausziehen, Oberkörper schräg aufrichten, beruhigen
- sofortige Verlegung auf Intensivstation
- Nitroglyzerin (2 Spühstöße sublingual)
  - *cave*: nicht bei Schock
- sicheren i. v.-Zugang legen
  - *cave*: i. m.-Injektionen sind kontraindiziert: Enzymwerte werden verfälscht (z. B. Gesamt-CK), die Lyse unmöglich gemacht, möglichst keine zentralen Venenzugäng, z. T. aus gleichem Grund
- Sauerstoffgabe über Nasensonde: 2–6 l/min
- Sedierung: 5–10 mg Diazepam i. v.
- Analgesie: 2,5–5 mg Morphin i. v., evtl. wiederholen; *cave*: Atemdepression
- Thrombozytenaggregationshemmung: 250–500 mg Acetylsalicylsäure i. v.
- Antikoagulation: 5.000 I. E. Heparin i. v.-Bolus
- bei tachykarden Herzrhythmusstörungen: 50–150 mg Lidocain i. v.
- bei Sinusbradykardie: 0,5–1,5 mg Atropin i. v.
- bei Kammerflattern/-flimmern: Defibrillation mit 150–360 Ws.

Die größte zeitliche Verzögerung tritt durch die Patienten selbst und ihre Angehörige ein, da sie häufig den Haus- oder Notarzt zu spät benachrichtigen. Daher ist zur Verkürzung der Prähospitalphase die Aufklärung und Schulung der gefährdeten Personengruppe und deren Angehörigen von präventiver Bedeutung für die Senkung der Mortalität beim akuten MI.

### 5.1.4.2 Intensivmedizinische Maßnahmen

Patienten mit akutem MI gehören auf die Intensivstation!

**Diagnostik:**

- 12-Kanal-EKG, kontinuierliche EKG-Überwachung (meist genügt eine Ableitung mit gut erkennbaren P- und QRS- Anteilen)
- Laboruntersuchungen (Kap. 5.1.2.4)
- intravasale hämodynamisches Monitoring mittels Einschwemmkatheter (z. B. bei manifester Linksherzinsuffizienz, kardiogenem Schock oder Infarktkomplikationen wie Papillarmuskelabriß bzw. Septumperforation erforderlich)
- Röntgenthoraxaufnahme im Sitzen (Herzgröße, pulmonal-venöse Stauung oder Erguß).

**I. Allgemeinmaßnahmen:**

- *Bettruhe* für 3–4 Tage
- *Nahrungskarenz* am ersten Tag bzw. ausschließlich Aufnahme von Flüssigkeit oder flüssiger Nahrung.
- *Bewegungstherapie* mit Frühmobilisation zum Wiederaufbau der körperlichen Leistungsfähigkeit unter ärztlicher Kontrolle und Prophylaxe einer pulmonalen Hypostase, Pneumonie (bei komplizierten Verläufen, z. B. maligne ventrikuläre Herzrhythmusstörungen, verzögerte Mobilisation):
  - 1. Tag: leichte Atemgymnastik und Dehnübungen
  - 2. Tag: Sitzen auf dem Bettrand und im Lehnstuhl
  - ab 3. Tag: gestütztes Gehen um das Bett
  - ab 4. Tag: Gehen über den Stationsflur (Gehstrecke bis 25–50 m)
  - ab 7. Tag: leichtes Treppensteigen unter RR- und Herzfrequenzkontrolle (Gehstrecke bis 50–300 m)
  - ab 3. Woche: selbständiges Treppensteigen und Gang ins Freie (Gehstrecke > 300 m)
- *Sauerstoffgabe*: am 1. Tag 2–6 l/min über Nasensonde (auch bei unkompliziertem Verlauf), Intubation bei Linksherzinsuffizienz, Lungenödem oder kardiogenem Schock.

## II. Medikamente:

*Nitroglyzerin* reduziert Letalität und Infarktgröße: 2–5 mg/Std. i. v. über Perfusor!

*Praxishinweis*:

- Kontraindikation: systolischer Blutdruck < 90 mmHg
- bei Hinterwand- oder Rechtsherzinfarkten kann die Gabe von Nitropräparaten kontraproduktiv sein, da die Patienten auf eine adäquate rechtsventikuläre Vorlast angewiesen sind
- bei Dosierungen > 6 mg/Std. erfolgt meist eine rasche Toleranzentwicklung.

*Heparin* beugt Reinfarkten bzw. wandadhärenten Thromben im Infarktgebiet vor; nach initialem Bolus Vollheparinisierung mit 600–1.200 I. E. als Dauerinfusion. Ab dem 4. Tag kann auf 2mal 7.500 I. E./d s. c. umgestiegen werden. Die PTT sollte auf das 1,5–3fache der Norm verlängert sein.

### 5.1.4.3 Infarktzonenbegrenzung, Reperfusionsstrategien

Die definitive Ausdehnung des Infarktareals ist keine unveränderliche Größe. Bestimmt wird sie durch Ischämiezeit, myokardialen Sauerstoffverbrauch und Kollateralen. Eine *Infarktzonenbegrenzung* erfolgt durch:

- Minimierung der absoluten Verschlußzeit durch rasche Wiedereröffnung des okkuludierten Gefäßes
- Minimierung des myokardialen Sauerstoffverbrauchs: Senkung von Herzfrequenz, Blutdrucks, Wandspannung.

**Therapiestrategien** zur Wiedereröffnung des Infarktgefäßes sind *Thrombolyse, PTCA, Operation.*

a) **Thrombolyse:** Thrombolytika (= Fibrinolytika) aktivieren Plasminogen zu Plasmin, das Fibrins spaltet. Figrinolytika sind: *Streptokinase, Urokinase, Prourokinase, APSAC* (anisolierter Plasminogen-Streptokinase-Aktivator-Komplex), *t-PA* oder *rt-PA* (Gewebeplasminogenaktivator).

Thrombolytika werden infundiert oder intrakoronar über einen Herzkatheter appliziert. Vorteil der Infusion ist ein rascher Beginn, Vorteil der intrakoronare Lyse ist der geringe Substanzverbrauch, also weniger Nebenwirkungen. Standardmethode ist die i. v.-Lyse, weil sie leichter zu handhaben und präklinisch angewandt werden kann. Klare Präferenzen unter den Thrombolytika scheinen nicht zu existieren; gleichwohl scheint das t- PA bzw. das rekombinant hergestellte rt-PA mit einer Offenheitsrate von bis zu 80–85% insbesondere bei jüngeren Patienten und Vorderwandinfarkt von Vorteil zu sein.

Die *Offenheitsrate* gibt die Häufigkeit eines angiographisch festgestellten durchgängigen Gefäßstatus zu einem bestimmten Zeitpunkt nach Thrombolysebeginn (meist 60 oder 90 Min.) an, ohne daß zuvor ein Gefäßverschluß angiographisch dokumentiert wurde. *Reperfusionsrate* bezeichnet die Häufigkeit der Wiedereröffnung eines vor Therapiebeginn angiographisch festgestellten Gefäßverschlusses.

*Studienergebnisse zur prähospitalen Lyse*: Konnte die MITI-Studie („Myocardial Infarction Triage Intervention") keine Reduktion der Infarktgröße oder günstige Effekte auf die Ejektionsfrakltion nachweisen, so belegen die GISSI-1- und die ISIS-2-Studie, daß die Letalität um so geringer ist, je früher mit der Thrombolyse begonnen wurde. Je ausgedehnter ein Infarkt ist, desto eher profitieren die Patienten von einer frühen Lyse. Dies scheint sowohl für Vorder- als auch für Hinterwandinfarkte zu gelten. Auch die GREAT-Studie („Grampion Early Treatment Trial") empfiehlt eine prähospitale Lyse innerhalb der 1. Stunde nach Symptombeginn.

*Spätlyse:* Obwohl der Erfolg einer Lysetherapie bei möglichst frühzeitiger Durchführung am größten ist, lassen sich auch für einen späteren Beginn (12–24 Std. nach Infarktbeginn, sog. *Spätlyse*) noch positive prognostische Effekte nachweisen.

*Nebenwirkungen*: Die Lyse selbst ist nicht ungefährlich, sie birgt ein Risikopotential, das gegen den Nutzen der Therapie abgewogen werden muß. Besonders ältere und untergewichtige sowie Patienten mit arterieller Hypertonie weisen ein deutlich erhöhtes Blutungsrisiko auf. Etwa 1% der Patienten mit akutem MI muß mit mit einem hämorrhagischen zerebralen Insults rechnen, der prognostisch mit einer Letalität > 50% behaftet ist.

*Kontraindikationen* der Lyse:
- aktive Blutung (z. B. gastrointestinal)
- ein kurz zurückliegendes zerebrales Trauma bzw. zerebrovaskuläres Ereignis.

*Prognose:* In bis zu 30% erleiden die Patienten nach primär erfolgreicher Thrombolyse innerhalb der nächsten 12 Monate erneut pektanginöse Beschwerden, einen Reinfarkt oder einen plötzlichen Herztod.

a) **PTCA:** Die PTCA ist die invasive Alternative zur Wiedereröffnung eines Koronarverschlusses. *Voraussetzung*: Herzkatheterlabor und geschultes Personal.

*Primäre PTCA*: In erfahrener Hand zeigt die primäre Ballondilatation gegenüber der primären i. v.-Lyse gleichwertige oder bessere Resultate im Hinblick auf Klinikletalität, Reinfarkrate und Kammerflimmern. Die Nebenwirkungsrate (multiple Mikroembolien, maligne Tachykardien) scheint geringer zu sein.
*Notfall-PTCA*: Die PTCA wird notfallmäßig als sog. „*Rescue-PTCA*" durchgeführt, wenn bei Linksherzinsuffizienz oder kardiogenem Schock die Thrombolyse erfolglos war. Bei Patienten mit MI im kardiogenen Schock kann so die Letälität von 80 auf 25% gesenkt werden.

*Elektive PTCA*: Die verzögerte PTCA ist in der späten Klinikphase indiziert, wenn nach dem primären Infarktereignis erneut pektanginöse Beschwerden auftreten, ein Ischämienachweis bei Belastungsuntersuchungen gelingt oder maligne Arrhythmien vorliegen.

Lyse oder PTCA?

- Patienten mit frischem MI sollten primär lysiert werden. Liegen Kontraindikationen vor, ist die PTCA Methode der Wahl.
- Bestehen Zweifel an der Effektivität der primären Lyse (z. B. bei fehlender Beschwerdefreiheit, Postinfarktangina oder hämodynamischer Instabiltät), Koronarangiographie in Dilatationsbereitschaft veranlassen
- Auch bei unkompliziertem MI wird eine Koronarangiographie empfohlen (sofern die Logistik zur Verfügung steht) um lysieren oder eine PTCA durchzuführen zu können.

b) **Bypass-Op.**: Bypässe, innerhalb der ersten 6 Stunden nach MI appliziert, sind mit sehr guten Früh- und Spätergebnissen behaftet. Auch als Notfalloperation bei Pumpversagen oder kardiogenem Schock hat eine frühe Bypass-Op. gute Ergebnisse gezeigt. Die *Voraussetzungen*, chirurgische Teams und Herzzentrum, setzten Grenzen.

**Medikamentöse Begleittherapie:**

- *Heparin*: Kap. 5.1.6.1 und 5.1.6.2
- *Acetylsalicylsäure*: Kap. 5.1.7.1
- *Betarezeptorenblocker* ohne ISA (Kap. 4.1.3) gehören heute zur Standardtherapie des akuten MI, sofern keine Kontraindikation (kardiogener Schock, AV-Blockierung) vorliegen. Für Propranolol, Metoprolol, Timolol und Atenolol ist eine Verringerung der Sterblichkeit bei intravenöser Gabe nachgewiesen. Sie wirken antiarrhythmisch und vermindern den myokardialen Sauerstoffverbrauch durch Senkung von Herzfrequenz, Blutdruck und Inotropie.

- *ACE-Hemmer* (Kap. 4.1.3): ACE-Hemmer können bei einschleichender Dosierung die Langzeitprognose nach akutem MI verbessern. Die besten Ergebnisse werden erzielt, wenn die ACE-Hemmer im kurzen zeitlichen Abstand zum Infarktereignis gegeben werden.

### 5.1.4.4 Anschlußheilbehandlung, Rehabilitation

**Ziel** der Rehabilitation (nach WHO, 1964): Die kardiologische Rehabilitation umfaßt aller erforderlichen Maßnahmen, um für einen Herzkranken die bestmöglichen körperlichen, seelischen und sozialen Bedingungen zu schaffen, die ihn aus eigener Kraft befähigen, nach der akuten Krankheitsphase wieder einen normalen Platz in der Gesellschaft zu gewinnen, um so ein aktives und produktives Leben führen zu können.

**3 Phasen der Rehabilitation:**

**Phase I:** Klinikaufenthalt nach akutem MI bis zur Entlassung aus dem Akutkrankenhaus. Sie umfaßt die *Frühmobilisation* (Kap. 5.1.5). Die Entlassung erfolgt nach 2–4 Wochen, in Einzelfällen auch schon nach 7–10 Tagen.

Die *Frühmobilisation* weist gegenüber der früher üblichen *Spätmobilisation* mit mehrwöchiger Bettlägrigkeit keine Nachteile auf, insbesondere nicht in bezug auf die Komplikationsrate. Im Gegenteil: weniger Ängstlichkeit und reaktive Depressionen, positive Einstellung.

**Phase II:** Zeitraum von der Entlassung aus dem Akutkrankenhaus bis zur Erlangung der täglichen Lebensaktivitäten (z. B. Rückkehr an den Arbeitsplatz).

In der Phase II bestehen unterschiedliche organisatorische Möglichkeiten:

- stationäre Rehabilitation in einem Rehabilitationszentrum über 4–6 Wochen
- ambulante Rehabilitation in einer Rehabilitationsabteilung an einer Universitätsklinik oder an einem größeren Krankenhaus
- ambulante Betreuung in Koronargruppen mit oder ohne Anbindung an ein Krankenhaus
- ambulante Betreuung durch den Hausarzt.

*Stationäre Reha:* In Deutschland steht die stationäre Rehabilitation an erster Stelle, obwohl mit dem steigenden Kostendruck im Gesundheitswesen auch alternative Konzepte an Bedeutung gewinnen.

Der Patient sollte für alle Risikofaktoren sensibilisiert werden und mit ihm zusammen sollte nach individuellen Lösungen für eine nachhaltige Vermeidung dieser Faktoren gesucht werden. Nach Möglichkeit sind wichtige Bezugspersonen aus dem Alltagsleben in diese Phase mit einzubeziehen (z. B. Lebenspartner, evtl. auch Arbeitgeber bzw. betrieblicher Sozialarbeiter). Oft können in der Phase II auch die erforderlichen Nachuntersuchungen stattfinden (z. B. Belastungsuntersuchungen oder Koronarangiographie).

*Ambulante Reha:* Die primäre (ambulante) Betreuung durch den Hausarzt stellt den Gegenpol zur stationären Rehabilitation dar. Prinzipiell können mit diesem Arrangement gleich gute Ergebnisse erzielt werden.

Es sollte jedoch nur bei besonders kooperativen und motivierten Patienten auf dem Boden eines sicheren Vertrauensverhältnisses erwogen werden. Dem Hausarzt sollte bewußt sein, daß eine erfolgreiche ambulante Rehabilitation v. a. auch ärztlicherseits eine große Bereitschaft zur intensiven Auseinandersetzung mit dem Patienten voraussetzt. Andererseits kann ein solches Arrangement die Compliance erhöhen und beinhaltet die Chance, neue Erkenntnisse und Vorsätze unmittelbar in den Lebensalltag integrieren zu können. Insbesondere auch im Hinblick auf die familiäre Nähe und die bessere berufliche Wiedereingliederung sind Vorteile dieses Verfahrens zu erkennen.

**Phase III:** Zeitraum nach Phase II mit veränderter Lebensführung im Vergleich zur prähospitalen Lebensphase. Die Patienten sollten ermutigt werden, nach erfolgreicher Wiedereingliederung in das Alltagsleben weiter an der Auseinandersetzung mit der neuen Situation zu arbeiten. Sie können sich einer Koronarsportgruppe anschließen (Kap. 5.1.5), die sich mit ihren Angebot an körperlicher Aktivität und ihrem komplexen Begeitprogramm zur Gesundheitsförderung (bzw. Krankheitsverhütung) in den Bereichen Ernährhrung, Raucherentwöhnung, Streßbewältigung direkt an die stationäre Rehabilitationsphase anschließt. Sie übernimmt durch ihren ambulanten und wohnortnahen Charakter eine wesentliche Rolle in der Langzeitrehabilitation.

### 5.1.5 Rezidivprophylaxe des MI

**Ziele**: *Arterioskleroseprogression* und *Reinfarkt* verhindern, *koronare Todesfälle* vermindern.

**Rezidivprophylaxe umfaßt**: bewußte Veränderungen des Lebensstils, konsequente medikamentöse Therapie, interventionelle oder operative Maßnahmen zur Verbesserung der koronaren Durchblutung.

**Leitlinien zur Risikosenkung:** wurden im Auftrag der „American Heart Association" entwickelt (s. Tab. 5–3). Obwohl noch nicht alle Empfehlungen wissenschaftlich erwiesen sind, sind sie doch speziell für den niedergelassenen Arzt, in dessen Hand der größte Teil der Sekundärprävention liegt, eine gute Hilfe.

#### 5.1.5.1 Medikamentöse Prophylaxe

Für folgende Substanzen sind günstige Effekte auf die *kardiovaskuläre Morbidität* und die *Lebenserwartung* nach einem MI nachgewiesen:

**Tab. 5-3:** Leitlinien zur umfassenden Risikosenkung für Patienten mit KHK oder peripherer Arteriosklerose (nach Smith et al., 1995)

<table>
<tr><th>Risiko-<br>intervention</th><th colspan="5">Empfehlungen</th></tr>
<tr><td>Rauchen:<br>Ziel: vollständige Aufgabe</td><td colspan="5">Patient(inn)en und Familienangehörige sollten energisch ermutigt und unterstützt werden, das Rauchen aufzugeben, eingehende Beratung, eventuell Nikotinersatz (Pflaster, Kaugummi) und andere Entwöhnungsprogramme</td></tr>
<tr><td>Blutfette:<br><br>Primäre Zielwerte: LDL<br>< 100 mg/dl</td><td colspan="5">Für alle Patienten Diät folgender Zusammensetzung:<br><30% Fett, <7% gesättigte Fettsäuren, <200 mg Cholesterin/d<br>Beurteilung der Nüchtern-Blutlipide. Nach Myokardinfarkt kann es 4–6 Wochen dauern, bis sich die Blutlipide stabilisiert haben. Zusätzliche medikamentöse Behandlung nach folgenden Leitlinien.</td></tr>
<tr><td rowspan="5">Sekundäre Zielwerte:<br>HDL>35 mg/dl<br>TG<200 mg/dl</td><td rowspan="5">LDL<br>< 100 mg/dl<br>keine medikamentöse Therapie</td><td colspan="3">LDL 100–130 mg/dl<br>zusätzliche medikamentöse Therapie<br>zur Diät erwägen,<br>wie folgt:<br><br>LDL > 130 mg/dl<br>zusätzliche medikamentöse Therapie<br>zur Diät,<br>wie folgt:</td><td rowspan="3">HDL<br>< 35 mg/dl<br>„ideales“ Körpergewicht erreichen, Rauchen aufgeben</td></tr>
<tr><td colspan="3">empfohlene medikamentöse Therapie</td></tr>
<tr><td>TG<200mg/dl</td><td>TG 200–400 mg/dl</td><td>TG>400mg/dl</td></tr>
<tr><td>Statin<br>Austauscherharz<br>Nikotinsäure</td><td>Statin<br>Nikotinsäure</td><td>Kombinierte Therapie (Nikotinsäure, Fibrat, Statin) erwägen</td><td rowspan="2">Um die LDL-Zielwerte zu erreichen, Therapie mit Nikotinsäure, Statin oder Fibrat erwägen</td></tr>
<tr><td colspan="3">Wenn die LDL-Zielwerte nicht erreicht werden, Kombinationstherapie erwägen</td></tr>
<tr><td>Körperliche Aktivität:<br>Minimalziel:<br>30 Minuten<br>3–4mal/Woche</td><td colspan="5">Abschätzung des Risikos, vorzugsweise mit Ergometrie, um Ausmaß und Intensität empfehlen zu können. Empfohlen wird ein Minimum von 30–60 Minuten mäßiger Aktivität 3 oder 4mal/Woche (Gehen, Joggen, Radfahren etc.), zusätzlich Steigerung der körperlichen Aktivität im Alltag (z. B. Arbeitspausen mit Bewegung, Treppen steigen, Arbeiten im Garten und Haushalt), optimaler Effekt bei 5–6 Stunden/Woche. Patienten mit mittleren bis hohem Risiko wird ein medizinisch überwachtes Programm empfohlen</td></tr>
</table>

- *Acetylsalicylsäure* (Kap. 4.1.3) vermindert nach einem MI die kardiovaskuläre Letalität um 15% und die Reinfarktrate um bis zu 30%. *Dosierung* von 75–325 mg/d
- *Betarezeptorenblocker* (B; Kap. 4.1.3):
  - ohne ISA (Propranolol, Metoprolol, Timolol) senken die Mortalität nach MI um 25%, wenn sie mindestens 2 Jahre genommen werden
  - beta-1-selektive B., (z. B. Atenolol) verbessern in der frühen Postinfarktphase die Prognose

Tab. 5-3: Fortsetzung

| Risikointervention | Empfehlungen |
|---|---|
| **Gewichtskontrolle:** | Intensives Diätprogramm und angemessene körperliche Aktivität (s. o.), wenn Gewicht >120% des Sollgewichts (Body Mass Index). Gewichtsabnahme speziell bei Hypertonie, erhöhten Triglyzerid- oder Blutzuckerwerten |
| **Thrombozytenhemmer/Antikoagulanzien:** | Gabe von Azetylsalizylsäure (ASS, 80–325 mg/d), falls keine Kontraindikationen, bei Patienten mit Zustand nach Myokardinfarkt, die keine ASS erhalten dürfen. Antikoagulanzientherapie (Ziel-INR: 2,0–3,5) |
| **ACE-Hemmer nach Myokardinfarkt:** | Frühe Gabe nach Myokardinfarkt bei stabilen Patienten mit hohem Risiko (Vorderwandinfarkt, Reininfarkt, Zeichen der Herzinsuffizienz). Langzeittherapie bei linksventrikulärer Dysfunktion (Ejektionsfraktion < 40%) oder Herzinsuffizienz: bei allen anderen Patienten je nach Indikation zur Behandlung von Hypertonie und klinischen Symptomen |
| **Betarezeptoren-Blocker:** | Beginn 5–28 Tage nach Myokardinfarkt bei Patienten mit hohem Risiko (Arrhythmien, linksventrikuläre Dysfunktion, induzierbare Ischämie), minimale Behandlungsdauer 6 Monate, übliche Kontraindikationen beachten, bei allen anderen Patienten je nach Indikation zur Behandlung von Angina pectoris oder Hypertonie |
| **Östrogene:** | Substitution bei allen postmenopausalen Frauen erwägen, individuelle Indikation nach Abwägen anderer Gesundheitsrisiken |
| **Blutdruckeinstellung:** Ziel: < 140/90 mm Hg | Je nach Situation Änderung des Lebensstils: Senken des Körpergewichts, Steigerung körperlicher Aktivität, Mäßigung des Alkoholkonsums, milde Kochsalzrestriktion bei allen Patienten mit RR > 140 mm Hg systolisch oder > 90 mm Hg diastolisch, zusätzliche individuelle Therapie mit Antihypertensiva je nach Situation bzw. Bedarf (Alter, Rasse, Antihypertensiva mit speziellen Vorteilen), wenn RR nach 3 Monaten nicht < 140 mm Hg systolisch und nicht < 90 mm Hg diastolisch oder wenn RR initial > 160 mm Hg systolisch oder > 100 mm Hg diastolisch |

- *ACE-Hemmer* (z. B. Captopril) sind insbesondere bei eingeschränkter linksventrikulärer Funktion kardioprotektiv, sollten über mehrere Wochen (besser noch länger) verabreicht werden und verhindern eine schweren Herzinsuffizienz in den ersten beiden Jahren nach MI um 30%
- *Lipidsenker* werden in Abhängigkeit vom Risikoprofil und dem aktuellen Cholesterinwert verabreicht und senken die kardiovaskuläre Mortalität um bis zu 30% (Kap. 4.1.3.5).
- *Antiarrhythmika* Klasse I nach Lown sind zur Sekundärprophylaxe nach MI nicht mehr zu empfehlen. Im Gegenteil wurde in mehreren Studien auf eine erhöhte Mortalität aufgrund von arrhythmogenen Effekten und der negativ inotropen Wirkung aufmerksam gemacht. *Amiodaron* (Klasse III nach Lown) scheint dagegen nach neueren Untersuchungen einen günstigen Effekt auf das Ereignis eines plötzlichen Herztodes (Kap. 5.2) nach MI auszuüben.

- *Östrogene*: Die postmenopausale Einnahme vermindert signifikant das Risiko, ein kardiales Ereignis (MI, PTCA, Bypass-Op.) zu erleiden. Auf der anderen Seite ist das Risiko eines Endometriumkarzinoms deutlich erhöht. Dieses Risiko kann über eine Kombinationstherapie von Östrogenen und Gestagenen minimiert werden, wobei mittlerweile gute Hinweise existieren, daß die Kombinationstherapie einer Östrogen-Monotherapie in bezug auf die kardioprotektive Wirkung ebenbürtig ist.

### 5.1.5.2 Risikostratifikation

Vor Klinikentlassung sollte bei jedem Patienten eine Risikostratifikation durchgeführt werden. Kriterien sind:

- Persistenz beeinflußbarer Risikofaktoren: Hypertonie, Diabetes mellitus, Fettstoffwechselstörungen, Zigarettenrauchen
- Ausmaß des Infarktereignisses (z. B. Größe)
- Ergebnisse von kardiologischen Untersuchungen nach dem MI.

**Prognostisch ungünstig** sind:

- Reischämie (feststellbar durch Belastungsuntersuchungen)
- linksventrikuläre Auswurffraktion < 40%
- häufige VES (> 10 vorzeitige VES/h) bzw. belastungsinduzierte ventrikuläre Arrhythmien
- ventrikuläre Tachykardien jenseits des ersten Tages nach akutem MI
- höhergradige AV-Blockierungen
- Herzinsuffizienz.

Folgende Untersuchungen vor Entlassung werden empfohlen: *Belastungs-EKG, Streßechokardiographie oder Myokardszintigraphie,* bei prognostisch ungünstigen Zeichen (s. o.) ggf. *Koronarangiographie* mit kardialer Funktionsdiagnostik mittels *Herzkatheter.*

### 5.1.5.3 Koronarsportgruppen

Die Bewegungs- bzw. Sporttherapie unter Anleitung eines Übungsleiters ist zu einem anerkannten Bestandteil der Therapie bei KHK und in der Postinfarktphase geworden. Anfang der 90er Jahre existierten in der Deutschland über 2.000 solcher *Herzgruppen.* Unter der Obhut der *Deutschen Gesellschaft für Prävention und Rehabilitation* (DGPR) werden Herzgruppen nach einem vergleichbaren Konzept betreut und arbeiten in der

Regel eng mit regionalen Sportvereinen Landesverbänden des Behindertensports zusammen. Die Teilnehmerstärke einer Herzgruppe beträgt 10–25 Personen, überwiegend Patienten nach abgelaufenem MI, aber auch zunehmend nach PTCA, Bypass-Op. oder Herzklappenersatz.

Abweichend vom Sport beim Gesunden ist die körperliche Aktivität in der Herzgruppe als Form der Therapie zu verstehen. Deshalb sind an den sportlichen Übungsleiter und den betreuenden Arzt besondere Anforderungen gestellt. Regelmäßige sportliche Betätigung nach einem MI verbessert die Lebensqualität, erleichtert die Umstellung auf eine gesunde Lebensführung und hat einen positiven sekundärpräventiven Effekt. Die körperliche Belastung in Einheiten von mindestens 15–20 Min. führt zur Ökonomisierung des Kreislaufs mit Erniedrigung von Herzfrequenz und Blutdruck.

**Teilnahmevoraussetzungen** an einer ambulanten Herzgruppe sind:
- Anamnese, körperliche Untersuchung und Dokumentation der aktuellen Risikofaktoren
- Ruhe-, Langzeit-EKG (Erfassung stummer Myokardischämien)
- Belastungs-EKG (Ermittlung der maximalen Belastungsfrequenz bzw. der Belastbarkeit, die dem Patienten ohne akute Gefährdung zugemutet werden kann)
- Echokardiographie.

Belastungsabhängig unterscheidet man 2 Gruppen:
- *Übungsgruppe*: Leistungsfähigkeit < 1 Watt/kg KG
- *Trainingsgruppe*: Leistungsfähigkeit > 1 W/kg KG.

*Praxishinweis:* Patienten mit einer Leistungsfähigkeit > 1 W/kg KG und bedrohlichen Herzrhythmusstörungen werden in Übungsgruppen geführt.

**Ablauf einer Übungs- bzw. Trainingsstude:** oft vier- bis fünfteilig:
- gemeinsames Messen des Blutdrucks
- Aufwärm-, Spiel- und Gymnastikphase
- Ausdauerphase (nicht in der Übungsgruppe).

Zwischen den Phasen werden Übungen zur Entspannung und Körperwahrnehmung bzw. Streßbewältigung eingeflochten. Das aerobe Ausdauertraining bleibt den Trainingsgruppen vorbehalten und dient der Ökonomisierung der Herzarbeit durch vielgestaltige Adaptationseffekte (Tab. 5–4) des Herz-Kreislaufsystems. Die für den Trainingseffekt anzustrebende Herzfrequenz läßt sich nach folgender Faustformel berechnen:

*Maximale Trainingsfrequenz* = Ruhefrequenz + 0,8 × (Belastungsfrequenz – Ruhefrequenz)

Die Aktivität von Herzkranken in Trainings- bzw. Übungsgruppen bietet über den rein körperlichen Trainingseffekt hinaus positive Anknüpfungspunkte:

- Steigerung des Selbstvertrauens
- Erlernen eines adäquaten Umgangs mit der Belastungseinschränkung
- Austausch mit Gleichgesinnten
- Kennenlernen des Körpers mit seiner Leistungsfähigkeit, aber auch mit seinen Grenzen
- Kennenlernen und Erkennen von körperlichen Warnsignalen
- Überdenken des Leistungsorientierung.

Die Ausführungen machen deutlich, daß bei entsprechender Belastbarkeit jeder KHK- und MI-Patient von sporttherapeutischen Maßnahmen profitieren kann. Der Arzt steht damit in der Verpflichtung, alle Möglichkeiten zu nutzen, um seinen Patienten vom positiven Sinn einer Herzgruppe zu überzeugen und ihm durch geeignete Maßnahmen Brücken zu dieser selbstverantwortlichen Form der Prävention in eigener Sache zu schlagen.

## 5.2 Weitere Folgeerkrankungen

**Herzrhythmusstörungen bei KHK:** Sämtliche Formen der brady- und tachykarden Herzrhythmusstörungen, mit Ausnahme der Präexzitationssyndrome, können ursächlich auf eine KHK zurückgehen. Andererseits gibt es keine spezifischen arrhythmischen Bilder als Korrelat einer KHK, insofern auch keine spezifischen Therapierichtlinien zur Behandlung von koronarsklerotisch bedingten Herzrhythmusstörungen. Hinweise zu antiarrhythmischen Therapie in der Postinfarktphase finden sich in Kap. 5.1.5.1.

**Herzinsuffizienz bei KHK:** Die KHK ist neben der chronischen Druckbelastung die wichtigste Ursache für eine Herzinsuffizienz. In den neueren Interventionsstudien zur medikamentösen Therapie der Herzinsuffizienz findet sich die KHK mit durchgemachtem MI sogar als die überwiegende Ursache. Bei konsequenter Therapie (z. B. Revaskularisationsmaßnahmen) kann oft auch eine bestehende chronische Herzinsuffizienz günstig beeinflußt werden. Ansonsten stehen zur symptomatischen Behandlung allgemeine Maßnahen (z. B. körperliche Schonung, Gewichtsreduktion, salzarme Diät) und medikamentöse Stretegien (Diuretika, Digitalisglykoside, ACE-Hemmer) zur Verfügung. Wenn alle Maßnahmen ineffektiv geblieben sind und bei progredient eingeschränkter kardialer Funktion eine Überlebenszeit von mehr als einem Jahr unwahrscheinlich ist, kommt als ultima ratio die Herztransplantation oder Implantation eines künstlichen Herzens (Kap. 4.3.2) in Frage.

**Plötzlicher Herztod** oder *Sekundenherztod* ist ein unvorherzusehendes, akutes Herzversagen, das innerhalb kurzer Zeit (meist innerhalb von wenigen Min.) zum Tode führt. Oft bricht der Patient wie vom Schlage getroffen („*Herzschlag*") zusammen. Eine besondere körperliche Belastung zuvor kommt vor, muß aber nicht vorhanden gewesen sein. Oft tritt der plötzliche Herztod sogar in völliger Ruhe (z. B. im Schlaf) ein.

Risiken für einen plötzlichen Herztod sind:

- manifeste KHK
- nach MI, insbesondere wenn gleichzeitig massive Angst und Panikattacken bestehen
- psychische Erregungszustände
- maligne Herzrhythmusstörungen
- nach Reanimation
- schwere Herzinsuffizienz (z. B. schlechte linksventrikuläre Funktion).

In ca. 1/3 der Fälle findet man postmortal eine frische, verschließende Koronarthrombose ohne MI. Oft sind aber auch bei genauester histologischer Untersuchung außer einer schlaffen Dilatation der Ventrikel keine Veränderungen nachweisbar. Als Ursache denkbar wären extreme Koronarspasmen, die sich postmortal wieder erschlaffen.

In Postinfarktinterventionsstudien konnte nachgewiesen werden, daß durch Einsatz bestimmter Antiarrhythmika (insbesondere der Klassen II und III) eine Reduktion der Sterblichkeit erreicht werden kann, die v. a. auf einer Verhinderung des plötzlichen Herztodes beruht. Insbesondere für *Betarezeptorenblocker* (Kap. 4.1.3) ist dieser Effekt bei länger dauerndem Einsatz belegt. Auch *Amiodaron* (Kap. 5.1.5.1) scheint eine präventive Potenz für den Sekundenherztod zu besitzen, jedoch muß der Stellenwert dieses mit starken Nebenwirkungen behafteten Medikamentes weiter überprüft werden.

Weltweit wurden in großangelegten Studien bei Hochrisikogruppen für den plötzlichen Herztod zur Prävention implantierbare Kardioverter/Defibrillatoren (ICD) eingesetzt. Die Mortalität des plötzlichen Herztodes konnte damit eindrucksvoll gesenkt werden.

# Sachregister


ACE-Hemmer 88, 91
Acebutolol 55
Acetylsalicylsäure 59, 60, 90
Aktivität, körperliche 90
Alkohol 50
Amylnitrat 53
Anamnese 18
Anastomosen 3, 11
Angina pectoris 19
–, atypische 23
–, Differentialdiagnose 42
–, instabile 21, 59
–, stabile 21, 51
Angina-pectoris-Anfall, akuter 50
Angiographie, selektive linksventrikuläre 40
Angioskopie, intrakoronare 41
Antiarrhythmika 91
Arbutamin-Protokoll 33
Arteriosklerose, WHO-Definition 3
Aspartataminotransferase (ASAT) 78
Atenolol 55
Atherektomie 65

Balaststoffe 49
Basiskost, energiereduzierende 47
Belastungs-EKG 25
–, Kontraindikationen 26
–, Sensitivität, Spezifität 29
–, vorzeitiger Abbruch 28
Benzothiazepine 57
Betarezeptorenblocker 51, 54, 59, 87, 90
Bewegungstherapie 84
Bisoprolol 55
Blutdruckeinstellung 91
Blutfette 90
Blutversorgung, myokardiale 3
body mass index (BMI) 17

Broca-Formel 16
Bypass, aortokoronarer 66
Bypass-Op. 87

Calciumantagonisten 51, 57
Chlamydia pneumoniae 7
Cholesterinfraktionen 14
Cholesteringehalt 49
Compliance 13
Computertomographie 35

Diagnostik 14
–, invasive 37
–, radiologische, nuklearmedizinische 35
Dihydropyridine 57
Diltiazem 58
Dipyridamol-Protokoll 34
Dobutamin-Protokoll 33
Doppler-Untersuchung, intravasale 41
Dressler-Syndrom 82
Dyslipidämie 14
Dyslipoproteinämie 45

Echokardiographie 31, 80, 81
Eingefäßerkrankungen 45
EKG, 25, 75
–, 12-Kanal- 76
–, 24-Stunden- 30
Epidemiologie 12
Erkrankungen, gastrointestinale 43
–, pulmonale 43
Ernährung 46
Esmolol 55

Fahrradergometrie 26
Fatty Streak 6
Fettverteilungsmuster, abdominelles 18
Fibrinolytika 59

Fibrous Plaque 6
Folgeerkrankungen der KHK 72
Frühmobilisation 88

Gefäßtransplantat 67
Gesamtcholesterin 14
Gesundheitsberatung 13

Hauptstammstenose 45
HDL-Cholesterin 47
Heparin 59, 85
Herz, künstliches 71
Herzinfarkt 72, s. Myokardinfarkt
Herzinsuffizienz 75, 94
Herzkatheter 37
Herzrhythmusstörungen 94
–, bradykarde 82
–, tachykarde 81
Herztod, plötzlicher 95
Herztransplantation 70
Holter-Monitoring 30
Hyperlipoproteinämie 14, 15
Hypertonie 46
–, arterielle 15

Index, atherogener 17
Infarktlokalisationen 78
Infarktzonenbegrenzung 85
Intermediate lesion 6
Ischämiekaskade 9
Isosorbiddinitrat 53
Isosorbitmonotrat 53

Kaffee 50
Kardiomyoplastie 71
KILLIP-Klassifikation 75
Kohlenhydrate 48
Kollaterale 3, 11
Kontrazeptiva, hormonelle 16
Koronarangiographie 37, 39, 80
–, Indikationen 40
Koronarangioplastie, perkutane transluminale (PTCA) 63, 86
Koronararterien 1
Koronararterienverschluß, akuter 10
Koronarchirurgie, minimal-invasive 69
Koronarreserve 9
Koronarsportgruppen 92
Kreatinkinase (Gesamt-CK) 78

Labor, Basisuntersuchung 24
Laktatdehydrogenase (LDH) 78
Langzeit-EKG 30
Laser-Angioplastie 65
Laser-Revaskularisation, transmyokardiale (TMLR) 69
LCA 1
LDL-Cholesterin 47
Linolsäure 48
Lipidsenker 91
Lipidsenkung 45, 61
LV-Angiographie 40
Lyse, prähospitale 86

Magnetresonanzangiographie 42
Metoprolol 55
Mibefradil 57, 58
Molsidomin 53
Mortalität 12, 45
Myoglobin 78
Myokardinfarkt (MI) 72
–, Anschlußbehandlung, Rehabilitation 88
–, Diagnostik 73
–, Differentialdiagnose 82
–, Erstmaßnahmen 83
–, intensivmedizinische Maßnahmen 84
–, Leitsymptom 74
–, Prähospitalphase 83
–, Prognose 80, 86
–, Rezidivprophylaxe 89
–, Therapie 83
Myokardischämie 51
–, stumme 23
Myokardszintigraphie 36

Nerven- und Skeletterkrankungen 43
Nifedipin 58
Nitrate 51, 52, 59
Nitroglyzerin 53, 85

Offenheitsrate 86
Östrogene 92
Oxidierte LDL 7

Pathogenese 3, 72
Pathomorphologie 3
Pathophysiologie 3, 9, 72
Penbutolol 55
Phenylalkylamine 57
Pindolol 55
Positronen-Emissions-Tomographie (PET) 37
Postinfarkt-Angina 22
Postmyokardinfarktsyndrom 82
Prädilektionsstellen der Angina pectoris 20
Prädilektionsstellen der Koronarsklerose 1
Präinfarkt-Syndrom 22
Propanolol 55
PTCA 63, 86

Radionuklidvertrikulographie (RNV) 36
Rami septales 2
Rauchen 15, 46, 90
RCA 1
RCX 1
Reha, ambulante 89
Reha, stationäre 88
Remodeling 82
Reperfusionsstrategien 85
Response-to-Injury-Hypothese 6
Risikofaktoren 14
Risikointervention 90
Risikostratifikation 92
RIVA 1
Rotablations-Angioplastie 64
Ruhe-Angina-pectoris 21
Ruhe-EKG 25

Sekundenherztod 95
Seldinger-Methode 38
Sequential-Bypass 67
Serumenzyme 78
Sotalol 55
Spätlyse 86
ST-Streckenanalyse 31
ST-Streckenveränderungen 25, 30
Status anginosus 22
Stent 64
Streßechokardiographie 32
–, dynamische 33
–, pharmakologische 33
Symptomatik 19
Syndrom X 44

Talinolol 55, 56
Tetralinderivate 57
Therapie 45
–, konservative 45
–, operative 66
Thoraxröntgen 35
Thrombolyse 85
Thrombozyten 7
Thrombozytenaggregationshemmer 60
Ticlopidin 61
Trainingsfrequenz, maximale 93
Transfettsäure 47
Troponin T 78

Übergewicht 16
Ultraschall, intravasaler (IVUS) 41
Ultraschallangioplastie 66
Untersuchungen, apparative 25

Verapamil 58
Vitalitätsdiagnostik 81
Vitamine 49

Waist-hip-ratio (WHR) 17
WHO-Definition der Arteriosklerose 3

Zigarettenrauchen 15, 46, 90